Erektile Dysfunktion - Ein Leitfaden für die Praxis

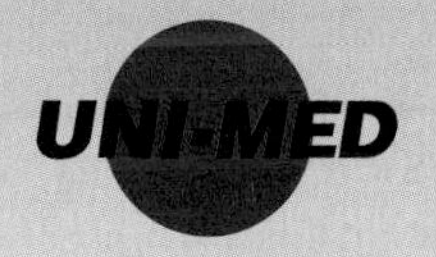

UNI-MED Verlag AG
Bremen - London - Boston

Priv.-Doz. Dr. med. Theodor Klotz, MPH
Klinik für Urologie, Andrologie und Kinderurologie
Klinikum Weiden
Söllnerstr. 16
92637 Weiden
Tel: 0961-3033302
Email: klotz@klinikum-weiden.de

Unter Mitarbeit von

Professor Dr. med. Frank Sommer
Universitätsprofessor für Männergesundheit
Zentrum für operative Medizin
Klinik und Poliklinik für Urologie
Martinistraße 52
20246 Hamburg

Klotz, Theodor:
Erektile Dysfunktion - Ein Leitfaden für die Praxis/Theodor Klotz.-
1. Auflage - Bremen: UNI-MED, 2005
(UNI-MED SCIENCE)
ISBN 3-89599-903-2

Printed in Europe

UNI-MED. Die beste Medizin.

In der Reihe UNI-MED SCIENCE werden aktuelle Forschungsergebnisse zur Diagnostik und Therapie wichtiger Erkrankungen "state of the art" dargestellt. Die Publikationen zeichnen sich durch höchste wissenschaftliche Kompetenz und anspruchsvolle Präsentation aus. Die Autoren sind Meinungsbildner auf ihren Fachgebieten.

Vorwort und Danksagung

Die erektile Dysfunktion war als Symptom im medizinischen Alltag bis vor 10 Jahren praktisch nicht existent. Dies lag daran, dass männliche Sexualstörungen in weiten Bereichen tabuisiert und effektive nebenwirkungsarme Therapien kaum bekannt waren. Hier hat sich seit der Zulassung des ersten Phosphodiesterase 5-Inhibitors Sildenafil (Viagra®) im Jahre 1998 einiges geändert. Erektionsstörungen rückten aus der Tabuzone und es setzte sich die Erkenntnis durch, dass Gesundheit und sexuelles Glück eng miteinander verknüpft sind. Für die medizinische Öffentlichkeit erkennbar hat die Forschung in den letzten 10 Jahren rasante Fortschritte gemacht, so dass die Münchner Medizinische Wochenschrift in ihrer Extraausgabe zum Jahrtausendwechsel titulierte: "Ohne Impotenz ins nächste Millennium". Auch wenn diese Überschrift als übertrieben einzustufen ist, so kann einem Großteil der betroffenen Männer durch differenzierte Untersuchungs- und Behandlungsmethoden geholfen werden.

Nicht vergessen werden darf, dass von einer erektilen Dysfunktion immer zwei Menschen betroffen sind und Sexualität bei weitem mehr darstellt als Erektion und Penetration. Dies ist auch der Grund, warum eine alleinige "organische" Betrachtungsweise selten zielführend ist, auch wenn wir mittlerweile über weitreichende pathophysiologischen Kenntnisse zur Ätiologie einer erektilen Dysfunktion verfügen. Den Kenntnisstand hierzu prägnant und praxisbezogen darzustellen, ist eines der Hauptanliegen dieses Buches. So haben sich klare und einfache diagnostische Empfehlungen etabliert, die in ca. 80 % aller Patienten mit erektiler Dysfunktion erlauben eine adäquate und effektive Therapie einzuleiten. In diesem Zusammenhang stellt ein Schwerpunkt die komprimierte Darstellung der oralen Pharmakotherapie mit den aktuellen Sicherheitsaspekten dar.

Die notwendige Diagnostik vor Behandlung einer Erektionsstörung hat sich in den letzten Jahren eher vereinfacht. Dennoch muss dem Patientenwunsch nach einer nebenwirkungsarmen Soforttherapie häufig widerstanden werden. Erektionsstörungen sind fast immer ein Symptom von Grunderkrankungen wie z.B. Diabetes, Bluthochdruck oder psychischen Problemen. Daher ist die Erkenntnis entscheidend, dass die isolierte Behandlung einer Erektionsstörung nicht zum Ziel einer besseren Lebensqualität oder besseren männlichen Gesundheit führen kann. Ebenso kommt durch diese Betrachtungsweise der Aspekt der Paarbeziehung in der Regel zu kurz. Insbesondere nach der Einführung einer hochwirksamen und verträglichen oralen Pharmakotherapie ist es entscheidend, den Patienten zwar auf sein spezielles Problem hin zu untersuchen, dabei aber den ganzen Mann und das Paar nicht aus den Augen zu verlieren.

Dieses Buch soll Basiswissen verständlich vermitteln und als Informationsquelle für eine praxisbezogene Diagnostik und Therapie dienen. Dies ist der Grund, warum eine Reihe von typischen Fallbeispielen dargestellt werden, um die Thematik zu veranschaulichen.

Wie jede Monographie ist auch diese subjektiv gefärbt und erhebt keinen Anspruch auf Vollständigkeit.

Ich danke dem Verlag für die gute Zusammenarbeit und die professionelle Gestaltung des Buches.

Weiden, im Dezember 2005 *Theodor Klotz*

Inhaltsverzeichnis

Anatomie des Penis und Physiologie der Erektion

1. Anatomie des Penis und Physiologie der Erektion

Penis und Skrotum stellen die "äußeren" männlichen Geschlechtsorgane dar. Am Penis unterscheidet man die fest an Beckenboden und Beckenskelett verankerte Peniswurzel und den frei beweglichen Penisschaft (Abb. 1.1). Der Penisschaft ist zum Teil am Schambein über das Ligamentum suspensorium verankert und besteht aus zwei symmetrisch angelegten Penisschwellkörpern (Corpora cavernosa), die wiederum am Periost der beiden Schambeinäste fixiert sind (103,152).

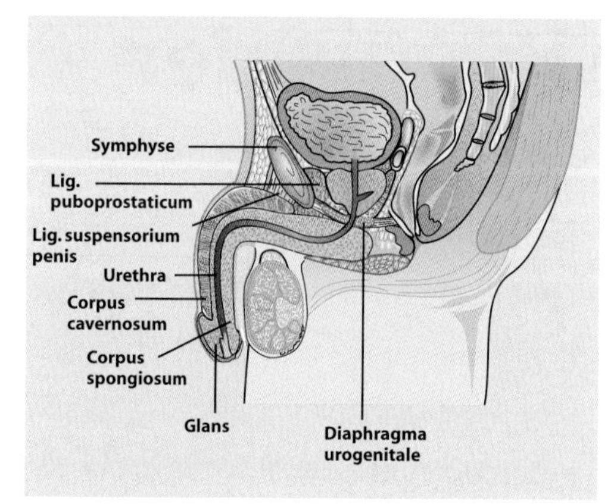

Abb. 1.1: Männliches Becken und Genitale (nach Porst 2000).

Die Corpora cavernosa (CC) sind in der Medianebene unvollständig durch ein Bindegewebeseptum voneinander getrennt. Beide Schwellkörper reichen von den Schambeinästen bis unter die Glans penis. In der Längsachse der Schwellkörper verläuft jeweils die Endstrecke der A. profunda penis als Ast der A. pudenda. Entlang des Penisschaftes perforieren schräg die Venae emissariae die Tunica albuginea der Schwellkörper. Unterhalb der Corpora cavernosa befindet sich mittig der unpaarige Harnröhrenschwellkörper (Corpus spongiosum), in dem die Harnröhre eingebettet ist und der die Eichel bildet. Der gleichzeitige Einschluss von Samen- und Harnröhre zusammen mit den zur Erektion notwendigen Teilen in einem Organ bedingen den komplexen Aufbau des Penis.

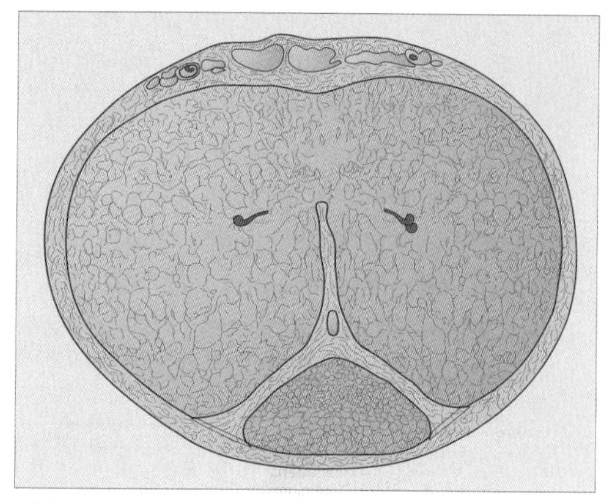

Abb. 1.2: Querschnitt Penis - Corpora cavernosa und Corpus spongiosum.

Für das Zustandekommen einer Erektion ist die Blutfülle in den paarigen Penisschwellkörpern verantwortlich. Diese Blutfülle entsteht durch einen vermehrten Blutzufluss aus paarig angelegten Arterien bei gleichzeitig vermindertem Blutabfluss über die Venen am Rand der Schwellkörper (2, 48). Die Arterien laufen zentral innerhalb der Schwellkörper als Aa. profunda penis und oberflächlich auf dem Penisrücken in einer Fazienplikatur als Aa. dorsalis penis. Kennzeichnend für die Zentralarterien ist die Fähigkeit in sehr kurzer Zeit den Blutfluss durch Relaxation der glatten Wandmuskulatur steigern zu können. Diese Fähigkeit ist in keinen anderen menschlichen arteriellen Gefäßsystem in dieser Weise vorhanden. Von den Arteria profunde penis zweigen kleinste Äste in die peripheren Anteile des Corpus cavernosum ab. Bei erschlafften Penis sind die Äste der Aa. profunda penis rankenförmig gewellt und durch Intimapolster reversibel im flacciden Zustand verschlossen (78, 105).

Der venöse Abfluss erfolgt über die Schwellkörpersinusoide in sogenannte Venae emissariae, die die Tunica albuginea perforieren. Mehrere V. emissariae münden in die V. circumflexa bzw. V. dorsalis profunda, die sich wiederum in dem Plexus Santorini vereinigen. Der weitere Abfluss erfolgt über die Vena pudenda und Vena iliaca interna. Die individuelle Variabilität ist sehr groß. Während der Erektion kommt es durch die feste Tunica albuginea zu einer Verringerung des venösen Abflusses durch die Kompression der Venae emissariae (Abb. 1.3) (103).

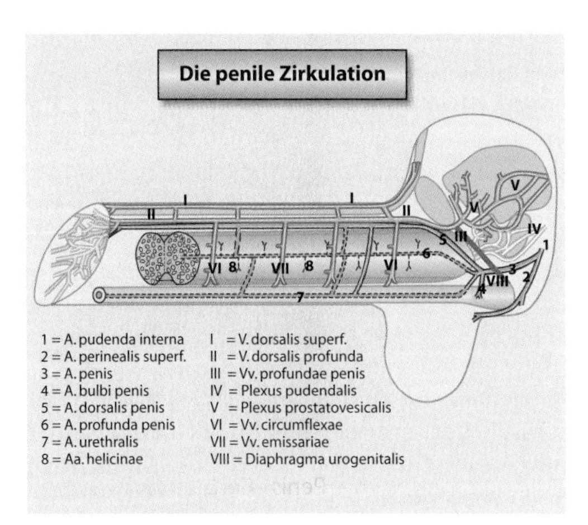

Abb. 1.3: Penile Zirkulation (nach Porst 2000).

Die Schwellkörper selbst bestehen, stark vereinfacht beschrieben, aus einem Schwammwerk von endothelausgekleideten Hohlräumen und den elastischen Bindegewebsnetzen mit glatten Muskelzellen (Trabekel), die die Endäste der Rankenarterien enthalten. Eine feste, bindegewebige Hülle (Tunica albuginea) umgibt die Schwellkörper und fixiert ihre Form (Abb. 1.2). Im proximalen Teil werden die Schwellkörper von den willkürlich und unwillkürlich steuerbaren Mm. ischiokavernosi umgeben. Die Kontraktion dieser Muskelgruppe kann die Druckverhältnisse innerhalb des Corpus cavernosum vor allem während der Erektion beeinflussen (131).

Histologisch besteht das Corpus cavernosum penis aus einem Maschenwerk glatter Muskelzellen und Bindegewebsfasern, die von Endothelzellen bedeckt sind. Dieses Maschenwerk ist in ein von Fibroblasten gebildetes Netz aus Kollagen Typ I, Typ III und Elastin eingebettet. Die glatten Muskelzellen nehmen ca. 45 % des gesamten Volumens ein (128). Ultrastrukturelle Untersuchungen der glatten Muskelzellen zeigen dünne, intermediäre und dicke Filamente. Die dünnen Filamente bestehen hauptsächlich aus Aktin, während die dicken Filamente aus Myosin und die intermediären Filamente entweder aus Desmin oder Vimentin bestehen. Mit diesen verschiedenen Komponenten wird ein Hohlraumsystem gebildet (Cavernae corporum cavernosum), dessen Kavernen im nicht erigierten Zustand spaltförmig sind. Durch eine Relaxation der glatten Muskulatur und den damit verbundenen Bluteinstrom vergrößern sich diese Hohlräume auf Durchmesser von mehreren Millimetern (21, 27, 127, 135, 136).

Die Glans penis wird durch den Harnröhrenschwellkörper (Corpus spongiosum) gebildet. Sie ist reichlich mit sensiblen Nervenenden versorgt, die die für die Erektion und Ejakulation wichtigen afferenten Reize übermitteln. Die sensiblen Nerven laufen u.a. mit Begleitgefäßen (Aa. dorsalis penis) entlang des Penisrückens zur Glans.

Zwar vergrößert sich während der Erektion die Glans penis, sie erreicht jedoch nicht die Rigidität der Penisschwellkörper. Dies liegt daran, dass sich während der Erektion im Bereich des Harnröhrenschwellkörpers gleichzeitig Blutzu- und -abfluss erhöhen. Es kommt durch die im Bereich der Glans penis fehlende feste Bindegewebshülle nicht zu einer Drosselung des venösen Abflusses (103, 114, 152).

Die Penishaut umgibt den Penis locker und ist gut verschieblich. In ihr verlaufen ebenfalls wichtige Gefäße und sensible Nerven. Durch eine Umschlagfalte der Penishaut wird das Präputium gebildet, die über das Frenulum an die Glans angeheftet ist. In diesem Bereich besteht die höchste Reizbarkeit für sexuelle sensible Impulse. Die Vorhaut schiebt sich normalerweise bei der Erektion vollständig hinter die Eichel zurück. Kennzeichen einer Phimose ist die Unmöglichkeit die Vorhaut im flacciden Zustand oder bei Erektion über die Glans zurückzuziehen (152).

1.1. Physiologie der Erektion

Eine Vielzahl von endogenen oder exogenen Reizen kann eine Gliedversteifung auslösen. Die Erektion selbst ist ein vaskuläres Ereignis, welches durch zentrale und periphere nervale Mechanismen gesteuert wird (27, 33, 78). Im nicht erigierten, flacciden Zustand sind die Rankenarterien und die glatte Muskulatur des Corpus cavernosum tonisch kontrahiert. Die Blutzufuhr in die Schwellkörper ist auf eine Menge von ca. 5 ml/min reduziert und dient nutritiven Zwecken (2, 128). Für die Einleitung einer Erektion sind folgende Voraussetzungen notwendig:

1. Intakte periphere afferente und efferente Innervation des Penis und Schwellkörper
2. Intakte arterielle penile Blutversorgung

3. Intakte venös-okklusive Mechanismen
4. Adäquate Reaktion der glatten Schwellkörpermuskelzellen

Die Kenntnis dieser Voraussetzungen für eine Erektion ist deshalb bedeutend, da hierdurch eine pathophysiologische Einordnung fast aller in der klinischen Praxis vorkommenden Formen einer erektilen Dysfunktion (ED) möglich ist (36).

Die penile Erektion ist ein vaskulärer Vorgang und resultiert aus einem stark erhöhtem arteriellen Zufluss bei gleichzeitig gedrosseltem venösem Abfluss.

1.1.1. Zentralnervöse Triggerung der normalen Erektion

Am häufigsten wird die Erektion durch visuelle und taktile erotische Reize eingeleitet (Tab. 1.1). Dabei sind die individuellen Unterschiede sehr groß.

Erektionstyp	Zeitpunkt	Bedeutung
Nächtlich	Regelmäßig während des REM-Schlafes	Unklar - wahrscheinlich endogenes Training und Oxygenierung (133)
Reflex	Direkte nervale Stimulation Rückenmark, Hypothalamus	Stimulationsexperimente - eher nicht physiologisch
Erotisch	Erotische Reize - visuell, taktil, akustisch etc.	Bereitschaft zur Penetration

Tab. 1.1: Erektionstypologie.

Kindheitserlebnisse, Erziehung und die ersten sexuellen Kontakte sind für die spätere Wertigkeit von erotischen Reizen prägend (63, 64). Während manche Männer für eine vollständige Erektion eine mechanische Reizung durch die Hand der Partnerin benötigen, genügt bei anderen bereits der Anblick einer weiblichen Kontur oder eine zarte Berührung. Auch ohne direkten erotischen Reiz kann es zu einer Gliedversteifung kommen. Landläufig bekannt ist zum Beispiel die "Morgenerektion". Direkte elektrische Reize (z.B. iatrogen) entlang der nervalen Reizleitung (Rückenmark S2-S4, neurovaskuläre periprostatische Bündel) können "quasi" als Reflex eine Erektion auslösen (103). Auch während des Schlafs kommt es beim gesunden Mann zentralnervös getriggert im Laufe der Nacht zu 4-6 Erektionen, deren exakte physiologische Bedeutung unklar ist. Nach neueren Untersuchungen dienen die nächtlichen Erektionen zur Oxygenierung des Schwellkörpers und damit zum Erhalt der Integrität der glattmuskulären Elemente (87, 126). Ein typisches Zeichen des Alterungsprozesses im Bereich des penilen Schwellkörpers ist daher die Abnahme der Anzahl und Stärke der nächtlichen Erektionen bzw. der Morgenerektion (114, 115).

Erotische Reize werden individuell variabel in den sensorischen Anteilen des Cortex bewertet und umgeschaltet und dann im Hypothalamus bzw. limbischen System weiterverarbeitet. Dabei konnten der Nucleus paraventricularis und die Area präoptica medialis als entscheidende Hirnnervenkerne für die Auslösung einer Erektion identifiziert werden (4, 98, 99). Durch die Stimulation dieser Regulationszentren kommt es in Abhängigkeit von den triggernden Reizen zur Freisetzung von einer Vielzahl von erektionsfördernden oder erektionshemmenden Neurotransmittern. Das Zusammenspiel der einzelnen Transmitter ist dabei in weiten Bereichen noch unklar. Je nach lokaler Verteilung der post- und präsynaptischen Rezeptoren weisen eine Reihe von Transmittern sowohl erektionsfördernde als auch erektionshemmende Eigenschaften auf (Tab. 1.2).

Zentraler Transmitter	Erektionsförderung	Erektionshemmung
Serotonin	5-HT1-Rezeptor	5-HT2-Rezeptoren
Oyxtocin	Zentral NO-vermittelt	-
Dopamin	D-Rezeptoren	-
Noradrenalin	α1-Rezeptoren	α2-Rezeptoren
γ-Aminobuttersäure (GABA)	-	als Mediator
Stickstoffmonoxyd (NO)	als Mediator	-

Tab. 1.2: Auswahl bekannter zerebraler erektionsbeeinflussender Transmitter.

1.1.2. Spinale und periphere nervale Steuerung der Erektion

Sensible afferente Reizempfindungen werden über den Nervus pudendus nach zentral vermittelt. Nach zentraler Verarbeitung dieser Reize werden efferente nervale Impulse vom Gehirn über thalamo-spinale Bahnen in das Rückenmark weitergeleitet und in sympathischen und parasympathischen Zentren umgeschaltet. Entscheidende Bedeutung hat das parasympathische Erektionszentrum im Sakralmark S2-S4. Aus den Vorderhörnern gelangen die parasympathischen Nervi erigentes über die periprostatischen neurovaskulären Bündel zum Corpus cavernosum. Zu den neurovaskulären Bündel gesellen sich im Bereich der Samenblasenspitzen sympathische inhibitorische Fasern aus dem Plexus hypogastricus inferior (Abb. 1.4) (103, 120, 151).

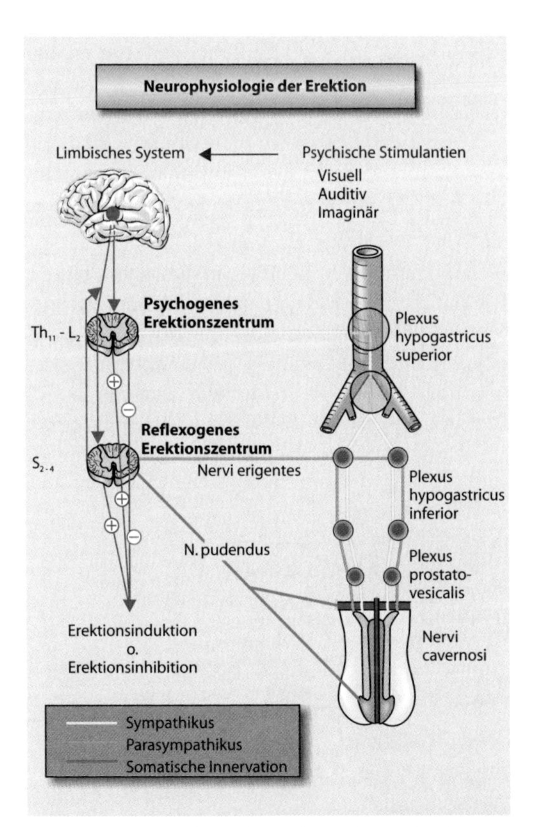

Abb. 1.4: Neurophysiologie der Erektion (nach Porst 2000).

In diesem Zusammenhang glaubte man sehr lange, dass nur das parasympathische System über den parasympathischen Neurotransmitter Acetylcholin für die Initiierung und Aufrechterhaltung einer Erektion verantwortlich sei. Dies gilt mittlerweile als überholt, weil zum einem nur wenige cholinerge parasympathische Fasern im Corpus cavernosum anzutreffen sind und zum anderen eine direkte intrakavernöse Injektion des Acetylcholinrezeptorenblockers Atropin eine Erektion nicht verhindern kann. Als entscheidender Mediator für die Erektion wurde vor einigen Jahren Stickstoffmonoxyd (NO) identifiziert (2, 15, 27). Durch NO kommt es zu einer Dilatation der penilen arteriellen Gefäße und zu einer Relaxation der glatten kavernösen Muskelzellen (135). Der arterielle Einstrom in die Schwellkörper nimmt um ein Vielfaches (ca. 5- bis 15-fach) zu (27). Die zunehmende Füllung der Corpora cavernosa spannt die Tunica albuginea, wodurch es zu einer Kompression der durchtretenden Venen kommt. Damit wird der venöse Abstrom massiv gedrosselt (Abb. 1.5).

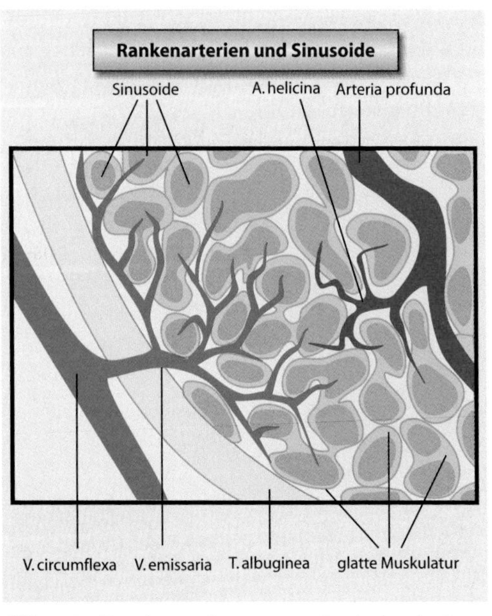

Abb. 1.5: Erweiterte Kavernen - Penis (nach Porst 2000).

Durch das Zusammenspiel von arterieller Zuflusssteigerung und venöser Abflussdrosselung steigt der intrakavernöse Druck auf über 100 mmHg an, da die Tunica albuginea nur begrenzt dehnungsfähig ist. Diese Drucksteigerung korreliert mit der Rigidität der Schwellkörper, die für eine Penetration beim Geschlechtsverkehr maßgebend ist. Die

Regulation von Blutzu- und abfluss steht unter neuroregulatorischer Kontrolle, die vom Endothel und den glatten Muskelzellen ausgeht (14, 15, 135). Auf zellulärer Ebene ist die glattmuskuläre Relaxation entscheidend, die letztendlich über eine Enzymkaskade durch eine Erniedrigung der intrazellulären Ca^{2+}-Konzentration zustande kommt. Fällt die cystoplasmatische Ca^{2+}-Konzentration unter 10^{-7} mol/l wird der Schlüsselprozess der glattmuskulären Relaxation eingeleitet (2, 17, 142).

1.1.3. Erektion auf zellulärer Ebene - Die Rolle von NO

Für die Therapie einer erektilen Dysfunktion ist das Verständnis der zellulären physiologischen Regelung einer Erektion maßgebend. Entscheidend ist die Relaxation der glatten Muskulatur in den arteriellen Gefäßen und Kavernen. Auf zellulärer Ebene wird dies durch die NO/cGMP/cGKI-Kaskade vermittelt (Abb. 1.6) (2, 27, 29).

NO selbst, als Hauptmediator der erektilen Funktion, wird von der Familie der NO-Synthasen bei der Umsetzung von L-Arginin und Kofaktoren (NADPH, Tetrahydrobiopterin, FAD etc.) gebildet. NO-Synthasen lassen sich immunhistochemisch gut in den begleitenden nervalen Strukturen (nitrinerge Nervenfasen) der penilen arteriellen Gefäße nachweisen (Abb. 1.7) (15, 65, 66).

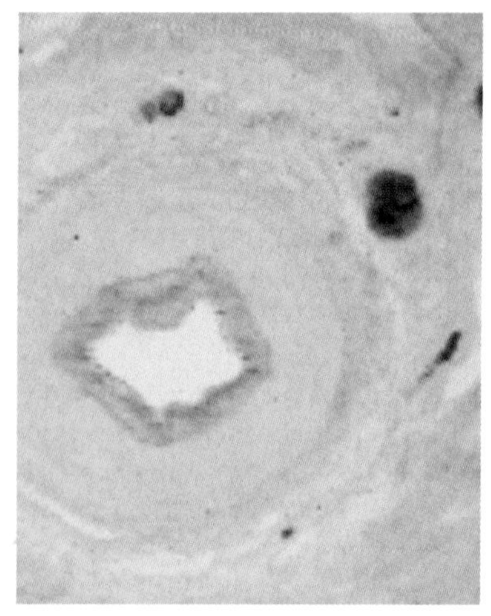

Abb. 1.7: NO-Synthasen in Nervenfasern - begleitend zur A. penis profunda.

Die konstitutive endotheliale NO-Synthase (eNOS) spielt für die Erektion eine maßgebende Rolle und zudem ist im Endothel der Arterien und in der glatten Muskelzelle selbst präsent. Dabei unterliegt die Synthese der eNOS offenbar einem Testosteroneinfluss, wodurch erklärbar wird, dass Testosteron zwar keinen unmittelbaren, jedoch eine indirekte positive triggernde Wirkung auf die erektile Regulation hat (57, 59).

NO aktiviert die lösliche Guanylatzyklase (sGC). Die sGC ist bisher der einzige vollständig nachgewiesene physiologische Rezeptor für NO und katalysiert die Umwandlung von Guanosin-5`-Triphosphat (GTP) zu zyklischen Guanosin-3`5`-Monophosphat (cGMP) und Pyrophosphat. Schon submikromolare Mengen NO bewirken ei-

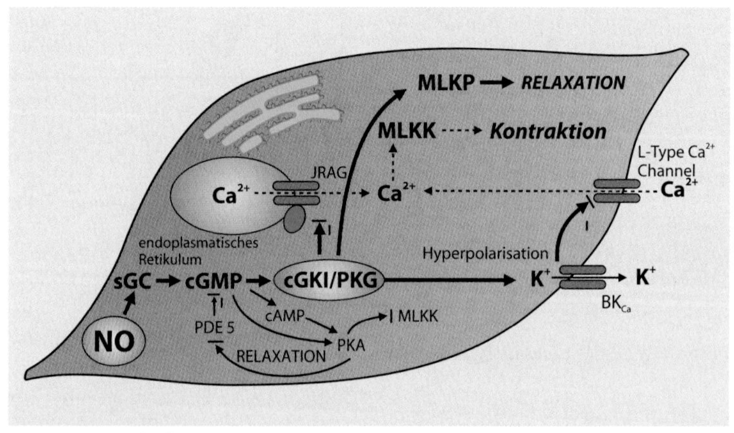

Abb. 1.6: NO/cGMP/cGKI-Kaskade.

nen rapiden und anhaltenden Anstieg des cGMP in den Zellen, welches als sogenannter "second messenger" auf folgende drei Zielstrukturen/enzyme zu wirken scheint (127, 143).

- cGMP-abhängige Phosphodiesterasen (PDE)
- cGMP-gesteuerte Ionenkanäle
- cGMP-abhängige Proteinkinasen (cGK)

Die cGKs sind wahrscheinlich die wichtigsten Effektoren der NO/cGMP-Kaskade. Die cGKs gehören zu der Familie der Serin/Threoninkinasen (29, 127). Die cGKI stellt ein cytosolisches Enzym dar, während die cGKII mit der Plasmamenbran assoziiert ist. Die aktivierte cGKI kann Zielstrukturen in der Zelle modifizieren, die einen Abfall der intrazellulären Ca^{2+}-Konzentration bewirken. Hierdurch wird die Relaxation der glatten Muskelzelle eingeleitet (65).

1.2. Koitushäufigkeit - Ablauf eines normalen Koitus

In der Sprechstunde zeigen sich nicht selten unrealistische Erwartungen an die sexuelle physische und psychische Leistungsfähigkeit. So wundern sich manche Männer, dass es bei ihnen nur einmal jeden zweiten Tag "klappen" würde, wo sie doch Freunde kennen, die bis zu dreimal täglich ohne Probleme "könnten". Nachstehende Tabelle zeigt die durchschnittliche Koitusfrequenz in Westeuropa in festen Partnerschaften in Abhängigkeit vom Alter, wobei eine sehr hohe individuelle Variabilität besteht. Neuere Untersuchungen belegen weiterhin eine Abhängigkeit der Koitusfrequenz von der Dauer einer Paarbeziehung. Die altersassoziierte Abnahme der funktionellen Kapazität der Schwellkörper ist als normal zu betrachten und entspricht im wesentlichen der altersassoziierten Abnahme der funktionellen Kapazität anderer Organe (Tab. 1.3) (12, 23, 69).

Alter	Häufigkeit
20-25jährige Männer	2-4x wöchentlich
26-35jährige Männer	1-2x wöchentlich
36-45jährige Männer	2-6x monatlich
46-55jährige Männer	2-4x monatlich
> 56jährige Männer	2-3x monatlich, wobei ca. 25 % überhaupt keinen Geschlechtsverkehr mehr ausführen

Tab. 1.3: Durchschnittliche Häufigkeit eines Beischlafs in Abhängigkeit vom "Männeralter" bei stabiler Partnerschaft.

Die Dauer eines normalen Geschlechtsakts beträgt eher unter 10-15 Minuten. Die subjektiv erlebte Zeitdauer unterscheidet sich dabei von der objektiv gemessenen Zeitdauer erheblich. Im Allgemeinen wird die Zeitdauer von den Beteiligten (Mann und Frau) eher überschätzt. Neuere Studien gehen von eine mittleren Koitusdauer von unter 7 Minuten aus (33, 47, 63). Vor- und Nachspiel können natürlich ein Vielfaches an Zeit beanspruchen. Zur Vereinfachung der Beschreibung eines Koitus haben MASTERS und JOHNSON bereits im Jahre 1967 eine Einteilung in vier Phasen (Abb. 1.8) geschaffen, die gut mit den organphysiologischen Vorgänge im Schwellkörper korrelieren (64, 82).

- Erregungsphase
- Plateauphase
- Orgasmus
- Entspannungsphase

Diese Einteilung lässt allerdings die psychischen Vorgänge außer Acht und beschreibt hauptsächlich das körperliche Geschehen. Die zeitliche Länge der einzelnen Phasen ist großen Schwankungen unterworfen. In jeder Phase kann es zu Störungen kommen. Probleme innerhalb der ersten drei Phasen manifestieren sich beim Mann in der Regel in Erektionsstörungen.

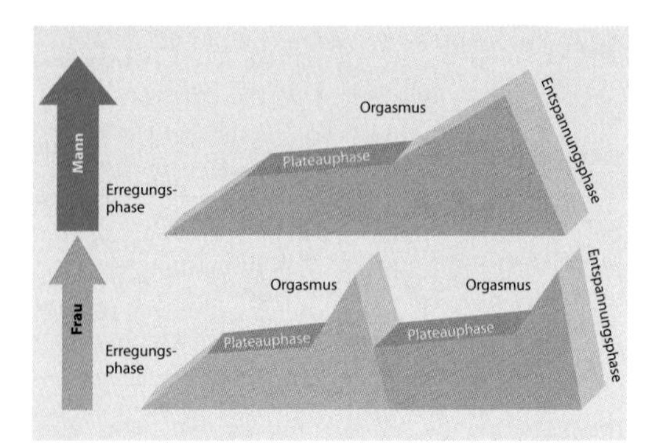

Abb. 1.8: Koitusphasen beim Mann und bei der Frau.

Erregungsphase

In der Erregungsphase steigt nach sexueller Stimulation die Blutfülle der Geschlechtsorgane. Beim Mann tritt durch die Relaxation der glatten Muskulatur in den penilen Arterien und Trabekeln eine vollständige Erektion ein. Das Ende der Erregungsphase fällt oft mit dem Beginn des eigentlichen Koitus, d.h. mit dem Einführen des Gliedes in die Scheide zusammen. Hier entscheidet sich, ob eine Erektion ausreicht und es zur Fortsetzung des Beischlafs kommt oder ein erneuter Anlauf mit erneutem Aufbau einer sexuellen Spannung stattfinden muss. Der venöse Abfluss muss für eine ausreichende Rigidität möglichst gedrosselt werden. Die Penetration ist häufig mit Versagensängsten gekoppelt, die sich über die Gliedhärte bzw. nicht ausreichend reduzierten venösen Abfluss äußern (46). Versagensängste können zu einer Aktivierung von inhibitorischen sympathischen Impulsen führen, die eine komplette Rigidität bzw. Relaxation der glatten Muskulatur verhindern. Kann der Punkt des Eindringens erfolgreich überwunden werden, ist der weitere Koitusverlauf oft ungestört.

Plateauphase

Wenn die sexuelle Stimulation fortgesetzt wird, kommen die Partner in die so genannte Plateauphase. Die Genitalien sind maximal blutgefüllt. Eine erhöhte Muskelspannung findet sich am ganzen Körper. Die Koitusbewegungen steigern sich und werden zunehmend unwillkürlich. Die Aktivierung der ischiokruralen Muskulatur erhöht den intrakavernösen Druck, was zu einer maximalen Rigidität führt. Die quergestreifte ischiokrurale Muskulatur wird dabei sowohl willkürlich als auch unwillkürlich innerviert (129). Hier kann ein vorzeitiger Verlust der Gliedhärte durch verminderten Blutzufluss in den Penis oder gesteigerten Blutabfluss den Koitus beenden, wenn die zelluläre Relaxationskaskade (NO/cGMP/cGK) zusammenbricht. Da die Unterbrechung kurz vor dem Orgasmus erfolgt, ist dann der Beischlaf für beide Partner frustrierend.

Orgasmus

Im Orgasmus kumuliert das sexuelle Lustgefühl. Die Ejakulation wird als Reflexantwort eingeleitet und kann nicht zurückgehalten werden. Die Bewegungen sind dabei im allgemeinen unwillkürlich. Es kommt zu einer sympathisch getriggerten Kontraktion der glatten Muskulatur der Prostata und Beckenbodens. Das Ejakulat, welches hauptsächlich aus Prostatasekret besteht (ca. 90 %) wird in drei bis sieben Schüben ausgestoßen. Ejakulation und Erektion werden voneinander in weiten Teilen unabhängig reguliert, d.h. eine Ejakulation ist auch **ohne** Erektion möglich bzw. auslösbar (2, 94, 141).

Entspannungsphase

Die Entspannungsphase tritt beim Mann kurz nach dem Orgasmus ein. Meist erfolgt eine leichte Schweißsekretion besonders im Bauch- und Rückenbereich. Parallel erschlafft der Penis und die Muskulatur entspannt sich. Es kommt zu einer Verringerung des penilen arteriellen Zufluss und Tonisierung der glattmuskulären Elemente im Corpus cavernosum, wodurch sich der venöse Abfluss deutlich steigert. Die Rigidität des Penis nimmt deutlich ab, jedoch bleibt für längere Zeit eine erhöhte Tumeszenz bestehen. Während die Frau tatsächlich mehrere Orgasmen in kurzer Folge erleben kann, kommt es beim Mann nach Orgasmus und Ejakulation zur Gliederschlaffung und damit zum Ende des eigentlichen Geschlechtsakts. Nach einer individuell sehr unterschiedlichen Erholungszeit ist jedoch bei entsprechender erotischer Stimulation ein erneuter Erektionszyklus bzw. Koitus möglich (63, 82).

Definition und Epidemiologie der erektilen Dysfunktion

2. Definition und Epidemiologie der erektilen Dysfunktion

Der Begriff "Impotenz", oder besser "erektile Dysfunktion" wurde auf einer Konsensuskonferenz im Jahre 1993 folgendermaßen definiert (93):

> "Eine erektile Dysfunktion liegt dann vor, wenn für einen befriedigenden Geschlechtsverkehr dauerhaft (> 6 Monate) keine ausreichende Erektion erzielt und aufrechterhalten werden kann."

Damit ist klar, dass episodische Rigiditätsstörungen noch keine eigentliche erektile Dysfunktion darstellen. Oder anders formuliert: Ein Mann, der nicht zu jeder Tageszeit und nicht an jedem Ort bzw. in jeder Situation eine zufriedenstellende Erektion hinbekommt, ist nicht impotent, sondern normal! (69).

Insofern ist nur dann eine erektile Dysfunktion behandlungsbedürftig, wenn trotz angemessener Umgebung und bei ausreichend langer sexueller Stimulation keine brauchbare Erektion zustande kommt oder eine Penetration bzw. vollständiger Koitus aufgrund mangelnder Gliedhärte nicht möglich ist. Seit langem war bekannt, dass eine altersassoziierte Zunahme der Prävalenz von Erektionsstörungen besteht, auch wenn bis in die späten 90er Jahre keine valide epidemiologische Daten vorlagen (83).

2.1. Prävalenz der erektilen Dysfunktion

Die Fortschritte im Bereich der Diagnostik und Grundlagenforschung in den letzten 10 Jahren zur erektilen Dysfunktion (im folgenden ED) zeigen exemplarisch an einem "kleinen Gesundheitsproblem" die Notwendigkeit einer interdisziplinären geschlechtsspezifischen Forschung. Dabei hat sich ein Wandel der Betrachtungsweise von einer fast ausschließlich psychogenen zu einer organisch dominierten multifaktoriellen Ätiologie vollzogen. Die Zusammenhänge zwischen männlicher Sexualität und Lebensqualität sind naheliegend. Die Ausprägung von Sexualstörungen unterliegt unter anderem sozialen und kulturellen Schwankungen, so ist vielleicht erklärbar, dass für lange Zeit der bereits im Jahre 1948 publizierte "Kinsey-Report" die einzig zuverlässige Datenquelle darstellte (64).

Die starke Varianz bezüglich der Prävalenzdaten wird deutlich, wenn man die verschiedenen vorliegenden europäischen Studien genauer betrachtet. In den skandinavischen Ländern wurden relativ viele Studien mit einem unterschiedlichen Design durchgeführt. So berichtet Diemont bei einer Befragung von 331 Männern im Alter von 20-65 Jahren über eine Impotenzrate von 2,7 % (35). Auf ähnliche Ergebnisse kommen Lendorf und Mitarbeiter, die über eine Impotenzrate von 4 % bei 272 Männern mit einer Altersverteilung von 30-79 Jahren, berichten (77). Die Impotenzrate der Männer ab dem 60.Lebensjahr differiert hier allerdings von den von Kinsey erhobenen Daten mit 10-11 % vs. 25-75 %, deutlich. Eine dänische Arbeitsgruppe fand bei 5,4 % von insgesamt 741 Männern im Alter zwischen 18-88 Jahren eine deutlich eingeschränkte Erektionsfähigkeit. Andere Untersucher konnten diese Daten dahingegen bestätigen, dass in ihrer Umfrage bei einer kleinen, aber regional repräsentativen Gruppe von Männern um die fünfzig Jahre ebenfalls eine Rate von 5 % mit einer ausgeprägten Einschränkung der sexuellen Funktion gefunden wurde. Darüber hinaus berichteten 15 % über milde, weniger ausgeprägte Potenzprobleme (10, 75).

In Holland zeigten zwei regionale Studien Impotenzraten, welche einen kontinuierlichen Anstieg von 3 % in den jüngeren (40-45 Jahre) bis ca. 60 % bei den älteren (78-79 Jahre) Altersgruppen aufwiesen. Im Gegensatz zu der altersstratifiziert steigenden Anzahl von Erektionsstörungen beschrieben die jüngeren Männer dieses Problem als wesentlich störender (bis 100 %), während nur noch 16-21 % Männer im Alter von 78-79 Jahren sich von der eingeschränkten Erektionsfähigkeit in ihrem Allgemeinbefinden gestört sahen (21).

Die von Feldmann und Mitarbeiter publizierte "Massachusetts Male Aging Study (MMAS)" zeigte eine Gesamtprävalenz der kompletten Impotenz von 20 %, wenngleich ein wesentlich größerer Anteil von Männern an gering- bis mäßiggradig ausgeprägten Sexualstörungen leiden (39, 40). Diese

Studie war die erste große epidemiologische Untersuchung, die validierte Fragebögen benutzte. Zusätzlich wurde die Abhängigkeit von Begleiterkrankungen und entsprechender Komedikation herausgearbeitet. So konnte gezeigt werden, dass Patienten mit Herzerkrankungen, Diabetes mellitus oder Hypertonie gehäuft an den Symptomen einer ED, verglichen mit der repräsentativen Gesamtstichprobe, leiden. Entsprechend zeigte sich eine überdurchschnittliche Häufigkeit von ED bei Männern, die mit Vasodilatatoren, Kardiaka, antihyperglykämischen Substanzen sowie Antihypertensiva behandelt wurden (32, 40, 45). Diese Daten wurden durch eine Erhebung in Frankreich gestützt, welche ebenfalls über eine Gesamtprävalenzrate von 20 % bei 1403 Männer im Alter von 18 bis 69 Jahre berichtet.

Zusammenfassend lässt sich schließen, dass Prävalenzdaten der ED innerhalb eines Kulturkreises zeitlichen Schwankungen unterliegen und tendenziell der Anteil von Männern mit Erektionsstörungen steigt. Die Daten können nur bedingt auf verschiedene Kulturkreise übertragen werden. Weitere Einflussgrößen sind die Art Befragung, das verwandte Inventar und die Selektion der Befragten. Nicht zu unterschätzen und außerordentlich komplex ist der Einfluss der Medien, der entscheidend dazu beiträgt, ob ein Symptom als "altersgemäß" oder "krankhaft" interpretiert wird und sich in Abhängigkeit von der individuellen Situation ein Leidensdruck entwickelt (21, 23).

Epidemiologie der ED in Deutschland (Kölner Studie)

Für Deutschland darf die von Braun et al. im Jahre 2000 publizierte Kölner Befragung als die aussagekräftigste Untersuchung zur Prävalenz der ED angesehen werden (22, 23). Durch diese erste umfassende deutsche epidemiologische Studie besteht für die Bundesrepublik Deutschland eine solide Datenbasis. Aus diesem Grund sollen die Ergebnisse dieser Studie hier ausführlich dargestellt werden.

Eine repräsentative Stichprobe von 8000 Männern im Alter zwischen 30 und 80 Jahren aus dem Kölner Stadtbezirk wurde mittels eines neu entwickelten und validierten Fragebogen postalisch dreimal befragt. Neben der erektilen Funktion und Lebensqualität enthielt die Untersuchung Fragen zu Begleiterkrankungen, Miktionsstörungen und soziodemographischen Variablen.

Insgesamt antworteten 4883 Männer (Antwortrate 61,1 %), wobei 4489 Fragebögen (56,2 %) komplett auswertbar waren (Abb. 2.1). Die Antwortrate ist ausreichend, um Aussagen über die Gesamtpopulation eines städtischen Gebietes zu erlauben. Die Antwortraten in den einzelnen Altersgruppen schwankten zwischen 41 % und 61 %, wobei ein signifikanter Einfluss des Alters nicht nachweisbar war. Bezüglich der Fragen zu den Einkommensverhältnissen zeigte sich eine geringere Antwortrate.

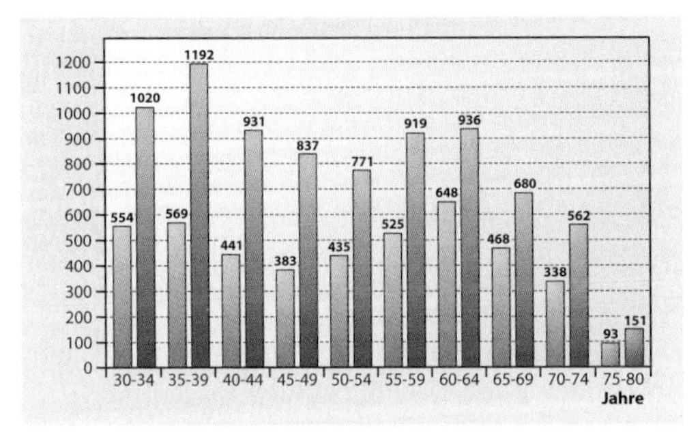

Abb. 2.1: Absolute Rücklaufzahlen (rot) und ausgesendete Fragebögen (violett) in Abhängigkeit von den Altersklassen in der Kölner Studie.

Das mittlere Alter der antwortenden Männer betrug 51,8 Jahre. Zwei Drittel der Männer (2967/4489 = 66 %) waren verheiratet oder lebten in einer stabilen Beziehung. 21 % der Männer waren alleinlebend ohne festen Partner. Ca. 13 % lebten in Scheidung oder waren verwitwet ohne Angabe zu einer festen Partnerschaft. Der Durchschnittshaushalt der antwortenden Männer wies 2,2 Mitglieder auf. Das durchschnittliche Bruttoeinkommen betrug ca. 1900 Euro. Diese Daten entsprachen im wesentlichen den städtischen bundesrepublikanischen (West) Durchschnittswerten.

97 % der antwortenden Männer aus der jüngsten befragten Altersgruppe (30-34 Jahre) und 63 % aus der ältesten befragten Altersgruppe (75-80 Jahre) berichteten über eine regelmäßige sexuelle Aktivität (autoerotische Aktivitäten und Austausch von Zärtlichkeiten ohne Geschlechtsverkehr eingeschlossen). Obwohl die Häufigkeit von sexuellen Aktivitäten in Abhängigkeit vom Alter abnahm, zeigte sich bei 81 % der Männer zwischen 60-69 Jahre und 63 % der Männer über 70 Jahre eine

mindestens einmal wöchentliche sexuelle Aktivität. Zwischen 32 % und 44 % der antwortenden Männer waren allerdings mit ihrem Sexualleben unzufrieden, wobei sich keine Alterskorrelation erkennen ließ (Abb. 2.2). Die Unzufriedenheit mit dem Sexualleben korrelierte dabei nicht eindeutig mit der tatsächlichen erektilen Funktion.

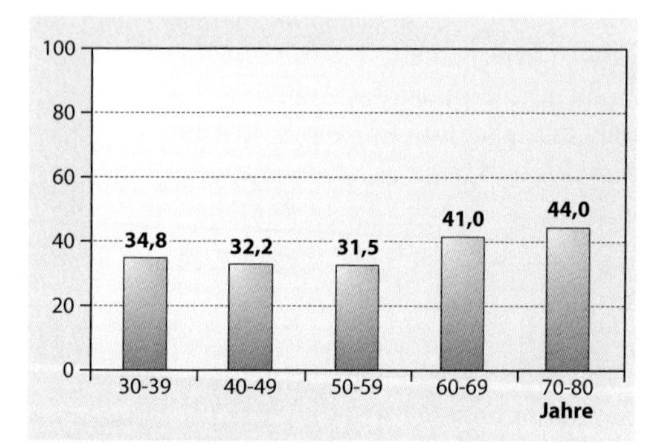

Abb. 2.2: Prozentualer Anteil der Männer, die in Abhängigkeit vom Alter mit ihrem Sexualleben unzufrieden sind.

Die Prävalenz der erektilen Dysfunktion betrug in der Kölner Studie über alle Altersklassen 19,2 %. Es fand sich ein ausgeprägter altersabhängiger Anstieg von 2 % auf 53 % (Abb. 2.3). Der Anstieg war weitgehend linear in den Altersklassen zwischen 30 und 59 Jahren. In den höheren Altersklassen (> 60 Jahre) zeigte sich ein exponentieller Anstieg der Prävalenz einer erektilen Dysfunktion. In der Altersklasse der über 70jährigen bestand in über 50 % der Befragten eine erektile Dysfunktion. Diese Daten wurden mittlerweile in mehreren internationalen epidemiologischen Studien und in einer Nachfolgestudie im Raum Köln mehrfach bestätigt (83).

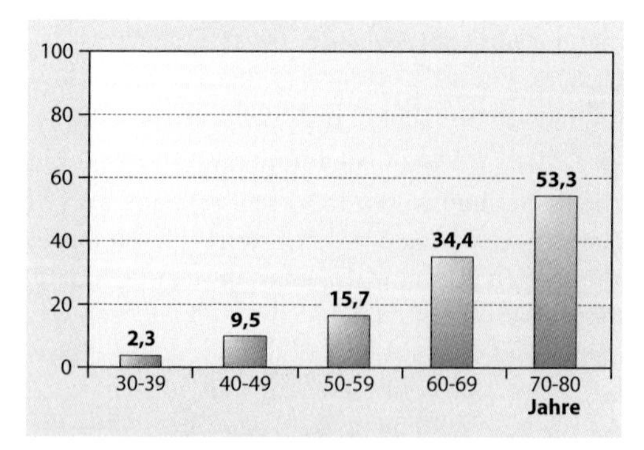

Abb. 2.3: Prävalenz einer erektilen Dysfunktion in Abhängigkeit vom Alter.

> Die Prävalenz einer erektilen Dysfunktion beträgt gemittelt über alle Altersgruppen ca. 19 %.

Zweifellos steht die erektile Dysfunktion in keiner direkten Beziehung zur Sterblichkeit von Männern. Dennoch darf ihr Einfluss auf den männlichen Gesundheitszustand nicht übersehen werden. Es erscheint überflüssig zu betonen, dass nur wenige Erkrankungen im gleichen Maße am männlichen Selbstwertgefühl nagen. Zudem sind in einer Partnerschaft immer zwei Menschen von diesem Problem betroffen.

Die individuellen Bedürfnisse sind hier allerdings sehr unterschiedlich und variieren zudem im Lauf eines “Männerlebens” (20). Entscheidend ist, dass nicht jede Erektionsstörung behandelt werden muss. Manche Patienten legen aus verschiedenen Gründen einfach keinen Wert mehr auf regelmäßigen Geschlechtsverkehr oder Erektion. Ob eine Erektionsstörung behandlungsbedürftig ist oder nicht, hängt entscheidend vom Leidensdruck und der Gesamtsituation des Einzelnen ab. Dabei spielen von den Medien aufgebaute Erwartungen an einen “vitalen Mann in den besten Jahren” ebenfalls eine Rolle (71, 72).

Die wegweisende epidemiologische Untersuchung von Braun et al. hat die Prävalenz von Erektionsstörungen mit dem Leidensdruck im Abhängigkeit vom Alter untersucht. Unter der Annahme, dass eine erektile Dysfunktion dann behandlungsbedürftig ist, wenn auch ein entsprechender Leidensdruck bzw. Unzufriedenheit bez. der erektilen Funktion vorliegt, ergibt sich in der Altersklasse der 50-60jährigen bei 6,8 % der antwortenden Männer eine Behandlungsindikation (23).

Demnach ist in dieser Altersgruppe nur ca. ein Drittel der Männer mit erektiler Dysfunktion auch behandlungsbedürftig. Es zeigt sich mit anderen Worten, dass nicht jede erektile Dysfunktion mit einem entsprechenden Leidensdruck einhergeht und behandelt werden muss. Eine sexuelle Erfüllung oder sexuelle Aktivitäten, die zwar über 60 % aller Männer regelmäßig ausüben, sind demnach im höheren Alter nicht unbedingt an die erektile Potenz geknüpft. Der Anteil der Männer, die einer Behandlung bez. ihrer Erektionsstörung bedarf, ist in der Altersgruppe zwischen 60-69 Jahre mit ca. 14 % am höchsten.

Damit ergibt sich die folgende prozentuale Verteilung von behandlungsbedürftigen Erektionsstörungen im Abhängigkeit vom Alter (Erektionsstörung *und* Leidensdruck).

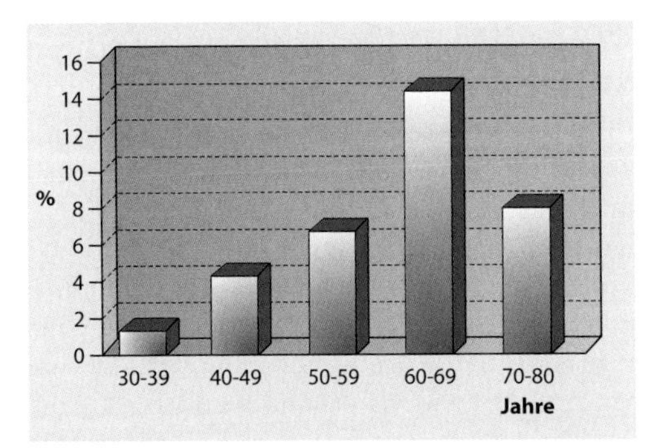

Abb. 2.4: Erektionsstörung und Leidensdruck - Anteil Männer an Gesamtbevölkerung im Abhängigkeit zum Alter (Braun et al. 2000).

Eine Behandlungsindikation ergibt sich somit nur bei den Männern, die einen Leidensdruck bezüglich einer bestehenden Erektionsstörung aufweisen. Dies bedeutet, dass über alle Altersklassen nicht 20 %, sondern nur ca. 9 % aller (!) Männer behandlungsbedürftig sind, was immer noch eine sehr hohe Anzahl darstellt (Abb. 2.4). Weiterhin lässt sich sehr schön zeigen, dass nicht die Altersgruppe der Höherbetagten (> 70 Jahre) besonders unter Erektionsstörungen leidet, obwohl in dieser Altersgruppe Erektionsstörungen naturgemäß sehr häufig sind (> 50 %).

Obwohl die Prävalenz von Erektionsstörungen über alle Altersklassen ca. 20 % beträgt, sind nur ca. 9 % behandlungsbedürftig, da bei diesen Männern ein Leidensdruck besteht.

Zur Zeit leiden weltweit ca. 152 Millionen Männer unter einer erektilen Dysfunktion. Prospektive Berechnungen gehen davon aus, dass im Jahre 2025 weltweit ca. 322 Millionen Männer betroffen sind (8, 10).

2.2. "Potenz" und Alter

In den letzten Jahren wird in den Medien häufiger über die Sexualität des älteren Menschen berichtet. Es ist sicher richtig, dass dieses Thema aus der Tabuzone herausgeholt wird. Alte Menschen haben ebenso ein Recht auf sexuelle Befriedigung und Glück wie jüngere. Im Allgemeinen bleiben Männer, die in der Jugend sexuell aktiv waren, es auch im Alter. Ähnlich dem Kreislauf und der Muskulatur besteht auch bezüglich der Sexualfunktion ein "Trainingseffekt" (123, 130). Die Art der Sexualität ändert sich hingegen nicht selten mit zunehmendem Alter. Die Bedeutung des Koitus nimmt tendenziell ab und das Verlangen nach Berührung und Zärtlichkeit eher zu. Leider hat man in der Sprechstunde gelegentlich den Eindruck, dass ältere Männer sich durch die vermehrte öffentliche Diskussion des Themas unter Leistungsdruck setzen. Da es für ältere Menschen meist schwer ist, einen neuen Partner zu finden, bestehen Ängste, den endlich gefundenen Partner sexuell zu enttäuschen und wieder zu verlieren. Dies gilt umso mehr, wenn die Partnerin oder der Partner einige Jahre jünger ist. Der Erwartungsdruck führt dann, womöglich nach einigen Jahren der sexuellen Karenz, beim Mann zur erektilen Dysfunktion. Es ist "natürlich", dass die körperliche Leistungsfähigkeit und damit auch die erektile Reaktionsfähigkeit mit zunehmendem Alter abnehmen (39, 49, 50). Dies ist unter anderem auf die Verringerung der Elastizität der Schwellkörper und der Gefäße bei eventuell gleichzeitig bestehenden gefäßdegenerativen Veränderungen zurückzuführen. So ist zum Beispiel die Zeitdauer bis zur Ausbildung einer vollständigen Erektion verlängert. Das Vorspiel nimmt mehr Zeit in Anspruch. Manche Liebesstellungen sind aufgrund altersbedingter Gelenkveränderungen nicht lange durchführbar. Häufig tritt keine maximale Rigidität des Penis mehr ein. Die Erektion, Ejakulation und das orgastische Empfinden mögen im Alter gedämpft sein, jedoch spielen Harmonie und Innigkeit zwischen den Partnern eine größere Rolle (Tab. 2.1) (46, 47, 52). Manche ältere Paare berichten, dass sie befreit vom Leistungsdruck erst im Alter ihre sexuelle Erfüllung gefunden hätten (12).

Koitusfrequenz	vermindert
Zeitspanne bis zum Erreichen der max. Rigidität	verlängert
Penile Rigidität	vermindert
Ejakulationsreflexzeit	in der Regel verkürzt
Orgasmusintensität	individuell variabel
Refraktärzeit	verlängert
Ejakulationsmenge	vermindert

Tab. 2.1: Veränderungen der sexuellen männlichen Reaktion im Alter.

2.3. Primäre erektile Dysfunktion

Eine primäre erektile Dysfunktion liegt vor, wenn bei einem Mann noch nie eine regelrechte Erektion bestanden hat. Ebenso sind den Patienten Erektionen bei der Masturbation oder die normale Morgenerektion unbekannt. Die Ausübung eines normalen Beischlafs konnte dementsprechend noch niemals stattfinden (103). Durch eine Sexualanamnese kann daher schnell eine primäre erektile Dysfunktion diagnostiziert werden. Meist liegen angeborene Störungen der Gefäß- und/oder Nervenversorgung des Gliedes vor. Ebenso möglich sind früh erworbene oder angeborene Hormonstörungen. Der Anteil der Männer mit primären Erektionsstörungen am Gesamtkollektiv der Männer mit Erektionsstörungen beträgt weniger als 5 %.

2.4. Sekundäre erektile Dysfunktion

Hier handelt es sich um Erektionsstörungen, die sich erst im Laufe des Lebens einstellen. Meist geht eine lange Periode ungestörten Sexuallebens voraus. Nicht selten stehen die Patienten beruflich und sozial am Höhepunkt ihres Lebens und bauen durch den Verlust ihrer Potenz einen starken Leidensdruck auf (74,103). Sonderfälle stellen erworbene oder angeborene Verkrümmungen des Gliedes dar. Hier kann trotz ausreichender Gliedsteife ein Einführen des Gliedes in die Vagina unmöglich bzw. für beide Partner stark schmerzhaft sein. Durch die Frustration und Scham kommt es zu Angstgefühlen, die sekundär zu einer seelisch bedingten Impotenz führen können. Die sogenannte erworbene Penisverkrümmung (Induratio penis plastica) führt durch eine fortschreitende Vernarbung des Schwellkörpers häufig zu Erektionsstörungen (118).

2.5. Erektionsstörungen als Symptom einer Grunderkrankung

Die Physiologie der Erektion muss als primär vaskulärer Vorgang verstanden werden, der einer komplexen Regulation unterliegt (2). Das Endothel spielt hierbei eine entscheidende Rolle. Somit wird klar, dass alle Erkrankungen, die das Endothel und die vaskuläre Reagibilität betreffen, Einfluss auf das erektile Gewebe der Corpora cavernosa haben (16, 78). Erektionsstörungen sind somit in der Regel Symptom einer endothelialen Dysfunktion und keine eigenständige Erkrankung (3,5). So konnte gezeigt werden, dass bei ca. 25 % der Männer mit dem Primärsymptom erektile Dysfunktion ein latenter bisher nicht bekannter Diabetes mellitus bzw. Insulinresistenz vorliegt (45, 62, 84). In einer anderen Untersuchung unterzogen sich Männer mit einer ausgeprägten erektilen Dysfunktion und ohne jede kardiale Symptomatik einer Koronarangiographie. Auch hier wiesen ca. 30 % dieser Männern eine relevante bisher unerkannte asymptomatische Koronarstenose auf. Dies bedeutet, dass eine erektile Dysfunktion nicht selten als Frühmarker einer generalisierten endothelialen Erkrankung interpretiert werden kann, was entscheidende Auswirkungen auf die Arzt-Patienten-Beratung haben muss (81).

> Die penile Erektion gilt als "Wünschelrute" bezüglich der endothelialen Gesundheit des Gefäßsystems. Erektionsstörungen sind in der Regel Symptom einer Grunderkrankung.

Die gesundheitswissenschaftliche Dimension von Erektionsstörungen in der Altersklasse der 50-70jährigen Männer für eine dringend notwendige männerspezifische gesundheitliche Emanzipation muss sehr hoch eingeschätzt werden, wie anhand der folgenden Überlegungen deutlich wird.

Männliche Patienten mit Risikofaktoren einer beschleunigten vaskulären Degeneration stehen in der Regel einer Lebensstiländerung und/oder präventiven Medizin eher zurückhaltend gegenüber (5). Beispiel hierfür ist u.a. der im Gegensatz zum weiblichen Geschlecht deutlich geringere Anteil von Männern, die sich einer Vorsorgeuntersuchung unterziehen (15 % versus 36 % - Daten des Gesundheitswesens 2001). Die Medien haben in den letzten Jahren dafür gesorgt, dass Erektionsstörungen und die Therapiemöglichkeiten zumindest teilweise enttabuisiert wurden. Somit stellen sich zunehmend früher Patienten mit diesem Primärsymptom ärztlich vor, da die erektile Funktion entscheidenden Einfluss auf das männliche Selbstbild hat und sich entsprechender Leidensdruck bei Betroffenen aufbaut - damit kann sich über dieses Symptom quasi als Vehikel eine diagnostische Abklärung z.B. der kardiovaskulären Situation und nachfolgend eine höhere Motivation für eine sinnvolle präventive Lebensstiländerungen ergeben (12, 72, 76). In den Kapiteln "Risikofaktoren und Begleiterkrankungen" und "Männergesundheit" wird noch näher darauf eingegangen.

Risikofaktoren und Begleiterkrankungen

3. Risikofaktoren und Begleiterkrankungen

Der Zusammenhang von erektiler Dysfunktion (ED) und endothelialer Dysfunktion ergibt sich unmittelbar aus der Kenntnis der zelluläre Physiologie der Erektion, welche in einem früheren Kapitel dargestellt wurde. Die erektile Dysfunktion wird daher auch als "Wünschelrute des Mannes" für seinen Gesundheitszustand bezeichnet. Einige Erkrankungen korrelieren in sehr hohem Maße mit Erektionsstörungen, so dass bei diesen Erkrankungen eine Sexualanamnese bzw. spezifisches Gesprächsangebot angezeigt ist (Tab. 3.1). Die MMAS-Studie und eine Reihe von weiteren Untersuchungen haben folgende Begleitmorbiditäten bzw. Risikofaktoren für eine erektile Dysfunktion identifiziert (40, 56, 58).

Begleiterkrankungen	Risikofaktor
• Koronare Herzkrankheit • Diabetes mellitus • Niereninsuffizienz • Benigne Prostata-hyperplasie • Lungenerkrankung • Schilddrüsenfuktions-störungen	• Hypertonie • Hypercholesterinämie • Nikotinabusus • Adipositas • Z.n. Beckenchirurgie • Alter

Tab. 3.1: Wesentliche Begleiterkrankungen und Risikofaktoren für eine ED.

Neben dieser allgemeinen Auflistung der Begleitmorbiditäten und Risikofaktoren lassen sich mittlerweile auch die relative altersjustierte Risikoerhöhungen (odds ratios) für einzelne Erkrankungen berechnen, wie nachfolgende Tab. 3.2 exemplarisch zeigt. Damit wird die Einschätzung der Wahrscheinlichkeit einer gleichzeitig bestehenden ED erleichtert.

Risikofaktor oder Begleiterkrankung	Altersjustierte Risikoerhöhung (odds ratio)
Z.n. Beckenchirurgie	2,5-6,0 (je nach Eingriff)
Diabetes	2,6-4,1
Prostatahyperplasie	1,75-2,1
Lungenerkrankung	2,0-3,1
Hypertonie	1,2-1,6
Hyperlipidämie	0,7-1,6

Tab. 3.2: Risikoerhöhungen für das Vorliegen einer gleichzeitigen ED bei entsprechender Begleitmorbidität oder Risikofaktor.

Gut belegt ist die Korrelation von ED und LUTS (lower urinary tract symptoms). Offenbar bestehen ähnliche physiologische Bedingungen bezüglich der glattmuskulären Elemente im Bereich der penilen Schwellkörper, Prostata, Blasenhals, Blase und Urethra (21, 26, 37). In der Kölner Studie zur Prävalenz von Erektionsstörungen konnte gezeigt werden, dass bei ca. 60-70 % der Männer mit LUTS gleichzeitig Erektionsstörungen und umgekehrt bestehen (26). Dieser Zusammenhang wurde mittlerweile in einer Vielzahl von weiteren Arbeiten bestätigt (53). Pathologische Veränderungen auf glattmuskulärer Ebene beeinflussen den gesamten unteren Harntrakt einschließlich der Schwellkörper und manifestieren sich nicht isoliert in einem Organ. Für die klinische Praxis bedeutet dies, dass bei Patienten mit LUTS ebenfalls eine Sexualanamnese bzw. ein Gesprächsangebot erfolgen sollte. Das Gespräch über eventuell vorhandene Erektionsstörungen wird so über das Symptom "Miktionsstörungen" für Arzt und Patient erleichtert (37, 53).

Miktionsstörungen oder Lower urinary tract symptoms (LUTS) sind häufig mit Erektionsstörungen vergesellschaftet.

3.1. Diabetes mellitus

Die Diagnose eines Diabetes mellitus wird gestellt, wenn der Nüchtern-Glucosespiegel im Vollblut bei mehreren Messungen 125 mg/dl übersteigt. Eine wichtige und einfache Diagnosemöglichkeit ist der Glucosetoleranztest. Als Beweis für einen

Diabetes mellitus gilt eine Blutglucosespiegel von mehr als 200 mg/dl 2 Stunden nach oraler Gabe von 75 g Glucoseäquivalent. Zur Zeit wird geschätzt, dass in Deutschland ca. 4-5 Millionen Menschen an Diabetes mellitus erkrankt sind. Weitere 2-3 Millionen Menschen befinden sich in der Phase der sogenannten Insulinresistenz, welche als Vorstufe für einen manifesten Diabetes mellitus Typ 2 angesehen wird. Diabetische Stoffwechselstörungen führen zu einer Vielzahl von akuten und chronischen Komplikationen, wobei für die erektile Dysfunktion mikrovaskuläre und neuropathische Schäden des Corpus cavernosum entscheidend sein dürften (84, 114, 115). In einigen Untersuchungen zeigte sich, dass bei Diabetikern im kavernösen Gewebe einer verminderte NO-Freisetzung und vermehrte Bildung von endogen freien Radikalen vorliegen. Jedoch dürfen diese Einzelbefunde nicht überinterpretiert werden, da die diabetische Schädigung auf eine Vielzahl von zellulären Regulationsprozessen Einfluss nimmt (14, 15).

Entscheidend ist, dass bei Diabetikern gegenüber Nicht-Diabetikern eine deutlich erhöhte Prävalenz von Erektionsstörungen besteht. Liegt ein insulinpflichtiger Typ-2-Diabetes länger als 6 Jahre bei über 50jährigen Männern vor, so darf von einer ausgeprägten begleitenden Erektionsstörung ausgegangen werden (Abb. 3.1). Die Gesamtprävalenz einer ED liegt bei Vorliegen eines manifesten Diabetes mellitus bei ca. 60 % (40, 44).

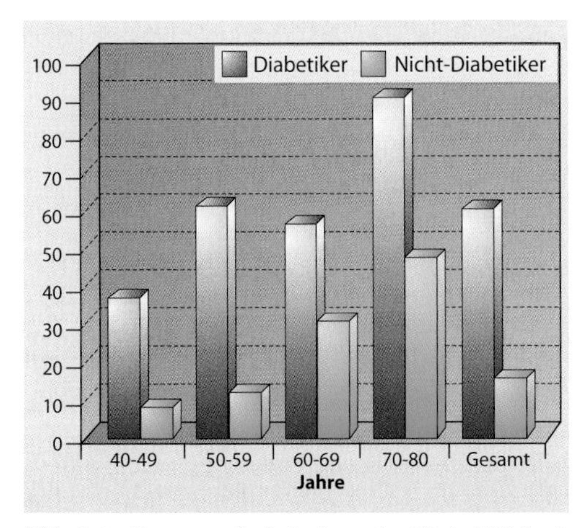

Abb. 3.1: Prozentuale Prävalenz der ED bei Diabetikern und Nicht-Diabetikern in Abhängigkeit vom Alter.

Bei den männlichen Diabetikern dominiert als sexuelle Funktionsstörung die erektile Dysfunktion. Bezüglich des weiblichen Geschlechts liegen nur wenige Untersuchungen vor. Wahrscheinlich besteht eine hohe Koprävalenz zu Vaginismus, Lubrikationsstörungen und Dyspareunie. Die Erektions- bzw. Sexualstörung tritt nicht selten als Primärsymptom eines bislang unentdeckten Diabetes in Erscheinung. Aus diesem Grund ist bei Vorliegen von Erektionsstörungen im Rahmen der diagnostischen Abklärung ein Laborscreening auf eine diabetische Stoffwechsellage unabdingbar.

3.2. Kardiale Erkrankungen

Die Risikofaktoren für eine organisch bedingte erektile Dysfunktion sind weitgehend identisch mit denen einer kardialen Erkrankung (51, 110). Ähnlich wie bei Diabetes mellitus kann eine Erektionsstörung bei asymptomatischer ausgeprägter Koronarstenose bestehen (122). Wie mehrfach beschrieben, ist es entscheidend, die erektile Dysfunktion als Symptom einer Grunderkrankung zu verstehen. Die Behandlung der Grunderkrankung kann im Falle einer ausgeprägten koronaren Herzkrankheit für den Patienten lebensrettend sein. Als wesentlicher ursächlicher Faktor darf die Schädigung des Endothels angesehen werden, die sich z.B. in einer koronaren Herzerkrankung und/oder erektilen Dysfunktion manifestiert (55, 110, 120).

Bei Patienten mit manifester koronarer Herzkrankheit haben neben den organischen Faktoren psychogene Effekte ebenfalls für Erektionsstörungen eine Bedeutung. So ist die Koitusfrequenz bei Patienten mit überstandenen Myokardinfarkt in 22-75 % der Fälle deutlich herabgesetzt (56). Hier werden von den Patienten und den Ehepartnern häufig Ängste vor einem Reinfarkt oder Tod angegeben (46). Insgesamt ist der koitale Tod jedoch sehr selten und betrifft allenfalls 0,2-0,9 % aller plötzlichen Todesfälle. Neuere Untersuchungen erlauben eine Einteilung des sexualitätsbezogenen Risikos bei Patienten mit kardialer Vorerkrankung welches für die tägliche Praxis gut einsetzbar ist (Tab. 3.3.) (1, 7, 91).

Sehr plausibel lässt sich der ätiologische Zusammenhang zwischen arterieller Hypertonie und erektiler Dysfunktion beschreiben. So spielen NO/cGMP-vermittelte Mechanismen auch im Rahmen der Blutdruckregulation eine wichtige Rolle.

Niedriges Risiko	Mittleres Risiko	Hohes Risiko
• Behandelte asymptomatische Hypertonie • < 4 KHK-Risikofaktoren (außer Alter, Geschlecht) • Leichte Klappenerkrankung • Leichte stabile Angina • Z.n. erfolgreicher Revaskularisation	• Herzinfarkt/Schlaganfall < 6 Wochen • 3 KHK-Risikofaktoren (außer Alter, Geschlecht) • Herzinsuffizienz NYHA I+II • Herzgeräusche unklarer Ursache • Mittelschwere stabile Angina	• Instabile Angina • Unkontrollierte Hypertonie • Herzinsuffizienz NYHA III+IV • Herzinfarkt/Schlaganfall < 2 Wochen • Komplexe Rhythmusstörungen • Mittlere oder schwere Klappenerkrankung
Kein Problem	Kardiologische Diagnostik	Stabilisierung notwendig

Tab. 3.3: Einteilung von Patienten mit kardialen Erkrankungen bezügliche des sexualitätsbezogenen Risikos (DeBusk et al. 2000).

Diese Mechanismen sind bei der Hypertonie und bei der ED beeinträchtigt. Gut belegt ist, dass z.B. eine chronische Hypertonie zu einer endothelialen Dysfunktion mit Reduktion der NO-Synthese und gesteigerten Produktion von vasoaktiven Substanzen wie Endothelin-1 führen. Dies wirkt einer für die Erektion notwendigen glattmuskulären Relaxation entgegen. Weiterhin kommt es zur vermehrten Induktion von proliferativen Effekten mit nachfolgenden arteriosklerotischen Läsionen, was für die sehr dünnkalibrigen penilen Arterien (Gefäßdurchmesser ca. 1-2 mm) fatal sein kann (62, 73, 110, 140).

Insgesamt ist die Gefährdung von Patienten mit **stabilen** behandelten Herz-Kreislauferkrankungen als gering einzuschätzen. Diese Patienten sollten eher ermutigt werden, eine normale sexuelle Aktivität auszuüben. Die meisten Patienten gehören zu der Niedrigrisiko-Gruppe. Hier sind bei regelmäßiger sexueller Aktivität eher protektive Effekte zu erwarten (1, 45). Ein erhöhtes Risiko besteht bei unerkannten oder dekompensierten kardialen Erkrankungen (32, 62, 122).

3.2.1. Kardiovaskuläre Belastung während sexueller Aktivität

Aufgeschreckt durch Medienberichte ("Tod beim Sex") wird in der Regel die kardiovaskuläre Belastung bzw. das Risiko eines kardiovaskulären Ereignissen während sexueller Aktivität zu hoch eingeschätzt. "Plötzlicher Herztod" bei sexueller Aktivität beinhaltet in der Mediendarstellung in der Regel eine moralisierende Komponente. Entscheidend für die Risikoeinschätzung ist der Zustand des kardiovaskulären Systems (73, 140). Die tatsächliche Herz-Kreislaufbelastung beim Koitus ist als eher niedrig einzustufen. Bei gesunden Männer kommt es zu eine Herzfrequenzsteigerung auf ca. 140/min und Blutdrucksteigerung auf ca. 160/80 mmHg (32, 73). Der Energieverbrauch gemessen in MET (metabolic equivalent of the task) darf als gering eingeschätzt werden und liegt nicht nennenswert über den Belastungen des Alltags (Tab. 3.4) (140).

Aktivität	MET (1 MET = Sauerstoffverbrauch von 3,5 ml O_2/kg pro Minute)
Hausarbeit (leicht)	2-4
Hausarbeit (schwer)	3-6
Golfen	4-5
Treppensteigen (3 Etagen)	2-4
Fahrradfahren (5 km) eben	3-5
GV mit Lebenspartner	
Viel Aktivität	5-6
Wenig Aktivität	2-3

Tab. 3.4: Energieverbrauch gemessen in MET bei bestimmten Aktivitäten.

Das Herzinfarktrisiko während einer sexuellen Betätigung selbst ist sehr gering. Der Anstieg des absoluten Risikos für Männer mit hohem kardiovaskulären Risiko und wöchentlicher sexueller Aktivität beträgt für die sexuelle Aktivität selbst ca. 0,1 % während eines Jahres. Es besteht eine höhere Risikosteigerung bei aushäusigem Geschlechtsverkehr mit "ungewohnten" Partnern. Untersuchungen aus Deutschland haben belegt, dass ein plötzlicher Herztod beim Sex überwiegend durch eine KHK bedingt war, die in 50 % der Fälle bereits vorher bekannt war. Der Altersgipfel der Männer lag bei ca. 50 Jahre. Eine sinnvolle Interpretation dieser Befunde geht dahingehend, dass unerkannte Vorerkrankungen im kardiovaskulären System (KHK) durch sexuelle Aktivitäten mehr oder weniger zufällig wie bei jeder anderen körperlichen Aktivität manifest werden können (7). Die sexuelle Aktivität selbst unterscheidet sich nicht von anderen körperlichen Aktivitäten bezüglich ihres Risikos (32, 45, 140).

Sexuelle Aktivität unterscheidet sich bezüglich des Risikos eines kardiovaskulären Ereignisses nicht grundsätzlich von anderen körperlichen Aktivitäten. Die Herz-Kreislaufbelastung ist bei sexueller Aktivität als eher gering einzustufen.

3.2.2. Kardiovaskuläre und andere Medikationen als Auslöser für eine erektile Dysfunktion

Eine Reihe von Medikamenten, die für die Behandlung kardiovaskulärer Erkrankungen eingesetzt werden, beeinflussen direkt oder indirekt die Funktion der penilen Schwellkörper. Bekanntestes Beispiel stellen die unselektiven β-Rezeptorenblocker dar. Ursächlich wird durch die β-Blockade die glattmuskuläre Relaxation der Schwellkörper durch relative Steigerung der α-adrenergen Einflüsse behindert. Bei den selektiven β_1-Rezeptorblockern tritt die Beeinträchtigung wesentlich geringer auf.

Auch Thiazide und Spironolacton beeinflussen die Erektionsfähigkeit bei vielen Patienten negativ. Andere Substanzen wie Kalziumantagonisten, ACE-Hemmer oder AT1-Rezeptorantagonisten sind für die Erektionsfähigkeit unkritischer. Allerdings benennen Patienten nicht selten exakt den Tag/Woche der ersten Einnahme eines kardialen Medikaments und beschreiben ein gleichzeitiges Auftreten einer Erektionsstörung. Dies führt dann nicht selten zum Absetzen der kardialen Medikation bzw. zu einer ungenügenden Compliance insbesondere bei jüngeren Patienten. Aus diesem Grund ist es wichtig, Patienten nach Beginn/Umstellung einer kardiovaskulären Medikation auf evtl. aufgetretene sexuelle Funktionsstörungen anzusprechen. Die Compliance für eine notwendige kardiovaskuläre Medikation hängt entscheidend davon ab (54, 70, 103, 122).

Grundkrankheit	Präparatename (generic name)
Bluthochdruck	• Metoprolol • Clonidin • Atenolol • Methyldopa
Ulcus duodeni, Gastritis	• Ranitidin • Omeprazol • Cimetidin
Beruhigungsmittel, Schlafstörungen	• Diazepam • Dikaliumchlorazepat • Bromazepam • Lormetazepam • Flunitrazepam
Erkältung, Husten	• Codein
Depressionen	• Maprotilin • Trimipramin • Lithium • Lithiumsalze • Amitryptilin
Allergien	• Clemastil • Cortison-Präparate
Ödeme, Herzinsuffizienz	• Spironolacton • Amilorid • Thiazide • Propafenon • Verapamil • Digitalis-Präparate • ACE-Hemmer
Migräne	• Methysergid • Ergotamin
Schmerzmittel	• Tilidin • Tramadol • Indometacin
Epilepsie	• Phenytoin
Prostataerkrankungen	• Finasteride, Dutasteride • LHRH-Analoga
Haarwuchsmittel	• Finasteride

Tab. 3.5: Medikamente mit erektiler Dysfunktion als möglicher Nebenwirkung.

Eine Reihe von weiteren Medikationen können die erektile Funktion beeinflussen. Die unvollständige Tabelle 3.5 zeigt eine Aufstellung einiger Medikamente mit erektiler Dysfunktion als möglicher Nebenwirkung, wobei auch die Grunderkrankungen selbst eine Erektionsstörung verursachen können.

Es muss nochmals betont werden, dass obige Auflistung von Medikamenten unvollständig ist. Außerdem muss bei Einnahme dieser Medikamente keinesfalls stets mit einer erektilen Dysfunktion als Nebenwirkung gerechnet werden. Im Einzelfall ist sehr genau zu besprechen, ob ein Medikamentenwechsel sinnvoll und vertretbar ist. Grundsätzlich gilt, dass die Erektionsfähigkeit je nach Grunderkrankung (z.B. Herzinfarkt, Hirnschlag) nicht zum Maß aller Dinge gemacht werden darf (32). Eine interdisziplinäre Zusammenarbeit ist entscheidend, wenn eine Medikation hinsichtlich der "Nebenwirkung" Erektionsstörung optimiert werden soll.

Eine Vielzahl von Medikamenten beeinflusst die erektile Funktion.

3.2.3. Hormonelle Störungen

Die Bedeutung von hormonellen Störungen auf die erektile Funktion ist in vielen Punkten noch ungeklärt. Auch ist der Zusammenhang zwischen Hormonkonzentrationen und sexuellem Verhalten nicht eindeutig (9, 59, 94). Der Mensch hat im Gegensatz zu vielen Säugetieren keine abgegrenzten hormonell ausgelösten Brunftperioden. Insofern wird die Bedeutung der männlichen Hormone in Hinblick auf Potenz und sexueller Leistungsfähigkeit eher überschätzt. Allerdings gibt es mittelbare Einflüsse von Testosteron auf die Synthese von Enzymen, die für die Regulation des penilen Schwellkörpers notwendig sind (NO-Synthase). Die Steuerung der Hormonbildung bezüglich der Androgene unterliegt komplizierten Regelkreisen zwischen Hypothalamus, Hypophyse und den Hoden.

In den letzten Jahren ist eine Diskussion um einen möglichen Hormonmangel des alternden Mannes (Aging Male) entbrannt (58). Derzeit ist unklar, ob die nachgewiesene langsame Abnahme der Hormonproduktion von Testosteron (ca. 1 % pro Lebensjahr ab dem 40. Lebensjahr) Einfluss auf die Potenz hat und eine Hormonsubstitution sinnvoll ist (92, 146). Ursächlich für ein so genanntes Hormondefizit des alternden Mannes ist weniger eine

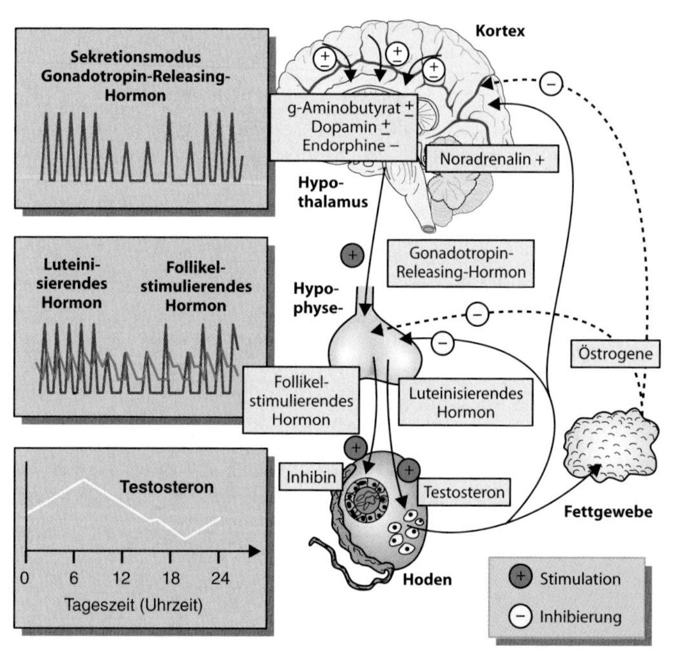

Abb. 3.2: Testosteron-Regulation (aus Jockenhövel 2003).

Unter- oder Fehlfunktion der Hoden, als eher ein Nachlassen der übergeordneten Taktgeber im Gehirn (Hypothalamus) (92, 94). Der altersassoziierte Hormonmangel darf somit eher als neurodegenerativer Prozess verstanden werden. Ein Mangel an Testosteron führt meist zu einer Libidostörung mit nachfolgender erektilen Dysfunktion. Umgekehrt hat die zusätzliche Zufuhr von Testosteron bei Männern mit normalem Hormonniveau kaum Wirkung auf die Potenz (9).

Unter den weiteren Ursachen für eine Hormonstörung, die zu einer erektilen Dysfunktion führen können, wäre die so genannte Hyperprolaktinämie zu nennen. Diese lässt sich bei ca. 5 % aller ED-Patienten nachweisen. Die Hyperprolaktinämie stellt wahrscheinlich die häufigste zentrale bedingte hormonelle Regulationsstörung dar. Geringe Prolaktinerhöhungen (< 75 ng/ml) sind nicht selten situativ oder durch chronischen Stress bedingt. Die Halbwertzeit des Prolaktin beträgt nur ca. 20-30 Minuten. Konstant hohe oder kontinuierlich steigende Prolaktinwerte können auf Tumoren der Hirnanhangdrüse (Makroprolaktinome) hinweisen. Ebenfalls fördern einige Medikamente (z.B. Metoclopramid, Reserpin) oder Leber- und Nierenerkrankungen die Prolaktinbildung (59).

Erektionsstörungen können weiterhin im Zusammenhang mit Schilddrüsenfehlfunktionen auftreten. Häufig stehen hier allerdings andere Symptome im Vordergrund. Aufgrund der hohen Prävalenz von Schilddrüsenfunktionsstörungen gehört die Laborbestimmung des TSH als Screening zum Programm einer ED-Abklärung (103).

> Eine erektile Dysfunktion ist nur selten hormonell bedingt.

3.3. Operationen und Radiatio im kleinen Becken

Ein nicht unerheblicher Teil von Erektionsstörungen sind iatrogen operativ oder radiogen bedingt. Eine Vielzahl von Studien haben belegt, dass die erektile Funktion von der Intaktheit der empfindlichen vegetativen Fasern der neurovaskulären Bündel abhängt (90, 95, 96). Alle operativen oder radiogenen Eingriffe im kleinen Becken beeinflussen die parasympathischen Fasern des Plexus hypogastricus oder direkt die periprostatischen neurovaskulären Bündel. Daneben können auch direkte Schädigungen der penilen Arterien durch operative Manipulationen im kleinen Becken eintreten. Das neuronale Trauma und die Schädigung der penilen Durchblutung dürften die maßgeblichen Ursachen für eine postoperative erektile Dysfunktion darstellen. Dabei besteht kein prinzipieller Unterschied zwischen einer iatrogenen radiogenen oder operativen Schädigung. Als Beispiele sollen die Rektumamputation beim Rektumkarzinom und besonders die radikale Prostatektomie bzw. externe Radiatio beim lokalisierten Prostatakarzinom angeführt werden. Diese Prozeduren stellen mittlerweile die häufigsten onkologische Eingriffe beim Mann dar. Nach externer Radiotherapie tritt in der Regel die erektile Dysfunktion nach 12-36 Monaten ohne Erholungstendenz ein, während nach Operation eine unmittelbare postoperative Erektionsstörung besteht, die sich je nach Ausmaß der Schädigung innerhalb von 24 Monaten bessern kann, da das autonome Nervensystem eine rehabilitatives Potential besitzt (95, 144).

Walsh und Mitarbeiter konnten in mehreren Arbeiten durch die exakte Beschreibung der neurovaskulären Bündel die Perfektionierung der OP-Technik für eine "anatomische radikale Prostatektomie" beim lokalisierten Prostatakarzinom einleiten (95, 152). Mit diesen mittlerweile etablierten Techniken konnte die Rate der postoperativen erektilen Dysfunktionen in Abhängigkeit vom Tumorstadium und der präoperativen erektilen Funktion deutlich reduziert werden. Somit gelingt in ca. 40-50 % aller Patienten eine Erektionsprotektion trotz radikaler Prostatektomie. Mittlerweile lassen sich durch den frühzeitigen Einsatz von PDE5-Inhibitoren die postoperativen Erektionsstörungen weiter reduzieren bzw. eine Rehabilitation der penilen Funktion beschleunigen (86, 144, 155). In ähnlicher Weise lässt sich der Zeitpunkt bis zu einer relevanten Erektionsstörung nach Radiotherapie durch PDE5-Inhibitoren hinauszögern (96). Eine Besonderheit der externen Radiotherapie eines Prostatakarzinomes ist jedoch die mittlerweile etablierte Kombination der Radiatio mit einer temporären antiandrogenen Therapie, um die Tumorzellapoptose zu erhöhen. Diese Kombination führt zu einer gut belegten Prognoseverbesserung der Patienten bezüglich der Tumorerkrankung, hat jedoch zum Nachteil, dass zu der direkten radiogenen Schädigung der neurovaskulären Bündel/Gefäße eine temporäre hormonelle Komponente hinzutritt, die Libido und Erektionsfähigkeit deutlich negativ beeinflusst.

In der Zusammenfassung kann gesagt werden, dass bei onkologischen Eingriffen im kleinen Becken ein stark erhöhtes Risiko für eine erektile Dysfunktion besteht. Dies sollte mit dem Patienten frühzeitig besprochen werden, da sich durch eine frühe Behandlung/Prävention bei einem Teil der Patienten die erektile Dysfunktion mildern lässt.

Alle onkologischen operativen oder radiogenen Eingriffe im kleinen Becken schädigen die erektile Funktion.

3.4. Penile Veränderungen oder Erkrankungen

Penile Missbildungen oder Erkrankungen werden vom Betroffenen häufig tabuisiert. Sie wirken sich in der Regel direkt auf das Sexualleben und indirekt auf die Erektionsfähigkeit aus. Weiterhin unterscheiden Patienten häufig nicht zwischen einer penilen Erkrankung oder Veränderung und einer Erektionsstörung. Dies gilt vor allem dann, wenn keine "eindeutige" Kommunikation zwischen Arzt und Patienten besteht, was in der Praxis eher die Regel ist. Tatsächlich sind penile Erkrankungen überaus häufig. Aus diesem Grund sollen einige typische Krankheitsbilder kurz dargestellt werden.

Phimose

Im Allgemeinen ist die Vorhaut über der Eichel frei beweglich. Bei einer Vorhautverengung (Phimose) kann die Vorhaut nicht hinter die Eichel zurückgezogen werden (48). Eine Phimose kann in jedem Alter auftreten. Es handelt sich um eine sehr häufige Erkrankung. Nach Entzündungen oder Einrissen kommt es oft zu Narbenbildung, die die Vorhaut noch enger und unelastischer werden lässt. Dadurch ist wiederum die Gefahr erneuter Einrisse (z.B. beim Geschlechtsverkehr) und Entzündungen erhöht. Besonders häufig bestehen entzündliche Vorhautverengungen beim Diabetiker (114).

Die Diagnose einer Vorhautverengung ist leicht zu stellen. Die Vorhaut kann nicht ohne Schmerzen hinter die Eichel gezogen werden. Nicht zuletzt sind hygienische und kosmetische Gründe für die Behandlung einer Vorhautverengung bedeutsam. Langzeituntersuchungen zeigten, dass durch die Besiedelung der Absonderungen (Smegma) unter der Vorhaut mit bestimmten Krankheitserregern (Papillomviren) ein erhöhtes Risiko für Plattenepithelkarzinome des Penis und bei der Partnerin für Cervixkarzinome gegeben ist (152).

Die Behandlung einer Vorhautverengung besteht aus einer Circumcision. Diese kann komplett oder teilweise durchgeführt werden. Die Auswirkungen auf das weitere Sexualleben werden von Betroffenen in der Regel positiv beurteilt.

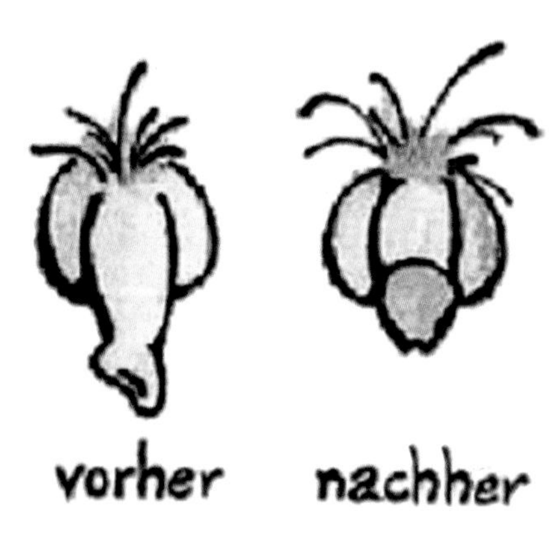

Abb. 3.3: Kartoon - Circumcision.

Penisdeviation

Ausgeprägte Deviationen des Penis können angeboren und erworben sein. Ein nicht ganz exakt gerader Penis ist allerdings normal und stellt keinen körperlichen Mangel dar. Den vielfältigen Ursachen von Penismissbildungen ist eine Einschränkung der erektilen Funktion oder Schmerzen beim Geschlechtsverkehr für einen oder beide Partner gemeinsam. Häufig ist die Harnröhre (z.B. Hypospadie) mit betroffen und damit die Miktion beeinträchtigt (48). Die angeborene Penisdeviation in eine Richtung fällt meist erst in der Pubertät auf (Abb. 3.4). Die betroffenen jungen Männer sind oft sexuell gehemmt. Kommt es zu geschlechtlichen Beziehungen, kann der Beischlaf erschwert, unmöglich oder schmerzhaft für einen bzw. beide Partner sein. Häufig überredet erst die Freundin den Patienten, zum Arzt zu gehen. Durch eine relativ einfache Operation (z.B. OP nach Nesbit) kann in vielen Fällen eine Penisbegradigung erreicht werden, mit der beide Partner zufrieden sind. Eine Penisdeviation kann nur bei Erektion diagnostiziert werden. Daher müssen die Patienten entweder eine Photodokumentation selbst erstellen oder eine artifizielle Erektion (durch intracavernöse Prostatglandininjektion) erzeugt werden.

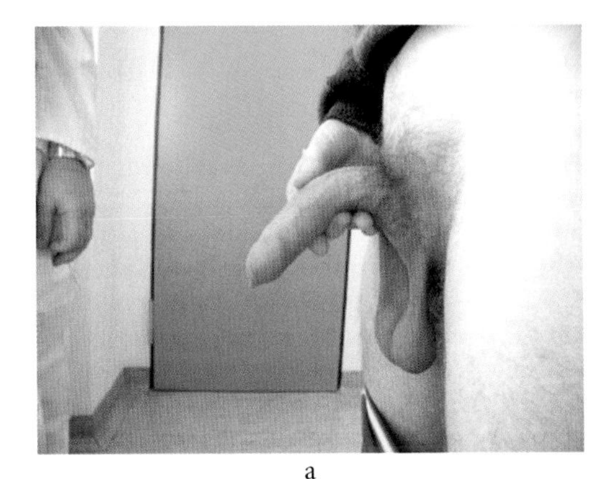

a

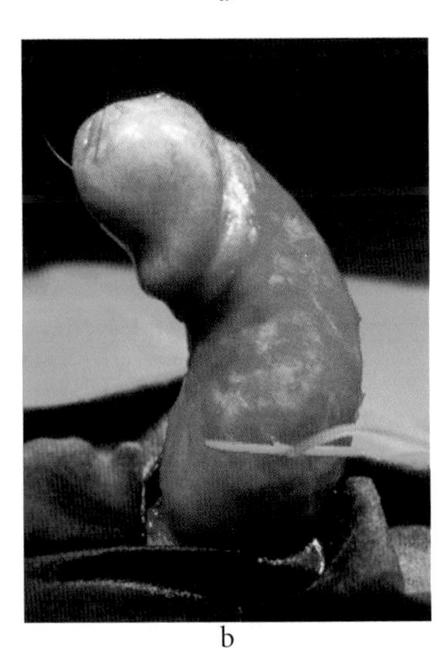

b

Abb. 3.4a+b: **a**) Penisdeviation angeboren, **b**) Penisdeviation (IPP) erworben (intraoperativ).

Erworbene Penisverbiegungen treten dagegen im fortgeschrittenen Alter auf. Es handelt sich hierbei um die so genannte Induratio penis plastica (IPP). Im Allgemeinen sind Männer über dem 45. Lebensjahr betroffen. Neuere Untersuchungen belegen, dass ca. 3-4 % aller Männer in unterschiedlichen Ausmaß betroffen sind (69). Es treten aus bis heute nicht genau bekannten Gründen bindegewebige chronische Entzündungen im Bereich der Schwellkörperummantelung auf, die zu Beginn der Erkrankung schmerzhaft sein können (118). Diese Bereiche sind verhärtet und gut tastbar, finden sich meist am Penisrücken und werden als Plaques bezeichnet. Manchmal kommt es sogar zu einer Verknöcherung dieser Plaques. Es resultiert eine Abknickung des Penis und Rigiditätsminderung, die einen Geschlechtsverkehr unmöglich machen kann. Die Plaques bzw. Vernarbungen betreffen in der Regel nicht nur die Tunica albuginea, sondern auch das angrenzende Schwellkörpergewebe, was in der Regel zu einer mehr oder weniger ausgeprägten Beeinträchtigung der erektilen Funktionsfähigkeit führt. Zusätzlich kommt es nicht selten zu einer Gliedverkürzung. Der Verlauf der Erkrankung ist nicht vorhersehbar. Manchmal heilt eine IPP ohne Behandlung (ca. 30-40 %) spontan aus. Eine operative Begradigung kann bei stabiler Deviation (> 6 Monate) erfolgen. Der Eingriff hat jedoch keinen positiven Einfluss auf die Erektionsfähigkeit, sondern nur auf die Deviation. Hierüber muss der Patient extensiv aufgeklärt werden.

Eine weitere seltenere Ursache für eine erworbene Abknickung oder erektile Dysfunktion stellt die so genannte "Penisfraktur" dar. Während eines zu stürmischen Geschlechtsverkehrs kann es bei plötzlichem Abknicken des steifen Gliedes zum Einreißen der straff gespannten Bindegewebshaut der Schwellkörper kommen. Die Betroffenen berichten von stechenden Schmerzen und sofortigem Rückgang der Erektion. Oft soll sogar ein knackendes Geräusch hörbar gewesen sein. Typisch ist ein großer Bluterguss, der sich unter der locker verschieblichen oberflächlichen Penishaut gut ausbreiten kann. Das Glied ist nicht selten grotesk geschwollen und verfärbt (Abb. 3.5). Je nach Ausmaß des "Penisbruchs" ist eine rasche operative Naht (möglichst < 12 h) der Rissstelle und Entfernen des Blutergusses nötig. Andernfalls besteht die Gefahr einer bleibenden erektilen Dysfunktion oder Penisdeviation.

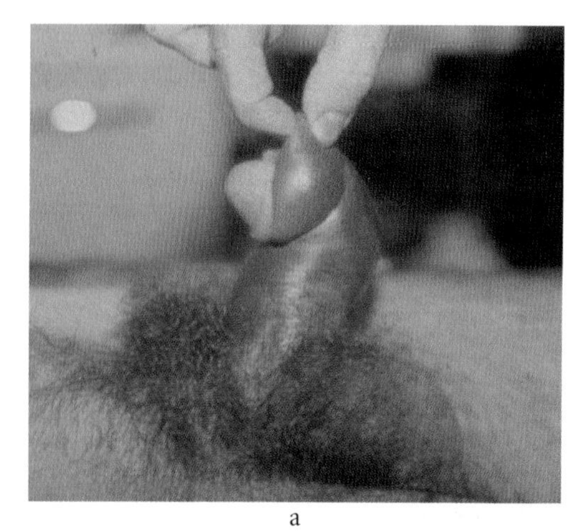

a

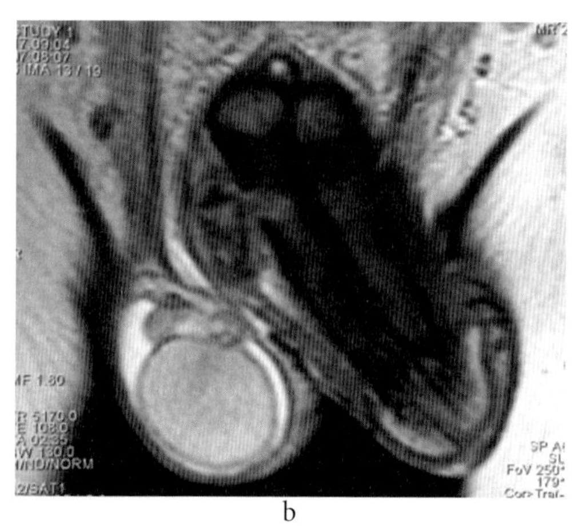

b

Abb. 3.5a+b: Penisfraktur nativ und kernspintomographische Darstellung eines Paravasates im Bereich des rechten mittleren Corpus cavernosum.

■ Penisgröße

Der Leser mag sich wundern, warum sich unter den Komorbiditäten einer erektilen Dysfunktion die Überschrift "Penisgröße" findet. Gemeint sind in diesem Fall allerdings nicht echte organische Veränderungen des Penis, sondern eingebildete. Die Meinung, dass der eigene Penis für einen regelrechten Beischlaf zu klein sei, ist leider ebenso verbreitet wie meist unbegründet (114). Eine Ausnahme bilden echte angeborene und erworbene Verkrümmungen des Penis, die mit einer funktionellen Verkürzung einhergehen. Vor allem jüngere Patienten mit geringen sexuellen Erfahrungen glauben nach einem Misserfolg, dass die Ursache auch in ihrem zu kleinem Penis zu suchen sei. Ebenso werden Orgasmusstörungen der Partnerin oft auf einen zu kleinen Penis zurückgeführt. Der Leidensdruck mancher Patienten ist so groß, dass sie die Sprechstunde aufsuchen, um sich über eine operative Penisvergrößerung zu informieren. Die Patienten kommunizieren dies nicht selten in der Sprechstunde als Erektionsstörung.

Tatsächlich schwankt die Größe eines erigierten Penis in Mitteleuropa zwischen 12 und 20 cm. Die mittlere Größe bei Erektion beträgt 14-18 cm. Dabei steht die Penisgröße in keiner Beziehung zur Potenz. Befragungen von Frauen haben ergeben, dass die sexuelle Zufriedenheit der Partnerin unabhängig von der Penisgröße des Mannes ist, sofern ein "Mindestgröße" (ca. 10 cm) vorliegt, ab der ein befriedigender Beischlaf funktionell erst möglich ist. Ebenfalls spielt der Gliedumfang ("Glieddicke") eine größere Rolle, wobei darüber noch keine verlässlichen Daten existieren.

Im Allgemeinen sind Probleme mit der Größe des eigenen Penis, sieht man von echten Verkrümmungen des Gliedes, Mikropenis und Fehlmündungen der Harnröhrenöffnung ab, Ausdruck von Minderwertigkeitskomplexen und bedürfen einer psychotherapeutischen Behandlung.

3.5. Geschlechtskrankheiten

Geschlechtskrankheiten spielen als Grund für eine länger dauernde erektile Dysfunktion eine untergeordnete Rolle (100). Die Schmerzhaftigkeit von Erektion und Ejakulation können Angst vor geschlechtlichen Kontakten verursachen, was sekundär eine Erektionsstörung auslöst. Manche Geschlechtskrankheiten rufen durch Geschwüre oder Ausfluss verständlicherweise Ekel bei der Partnerin hervor, so dass kein Beischlaf zustande kommt. Entscheidend ist, dass eine Untersuchung der Genitalien im Rahmen der Diagnostik erfolgt.

▶ Gonorrhoe

Die Gonorrhö (Tripper) ausgelöst durch Neisseria Gonorrhoe ist die mit Abstand häufigste Geschlechtskrankheit. Symptome beim Mann sind vor allem morgens eitriger Ausfluss und Beschwerden beim Wasserlassen. Die Harnröhrenöffnung ist rot und geschwollen (Abb. 3.6). Manchmal greift die Entzündung auf Prostata und Nebenhoden über. Unbehandelt kann sie zu narbigen Engen der Harnröhre, Unfruchtbarkeit und zu chronischen, schmerzhaften Prostataentzündungen führen (48). Bei Frauen sind dramatische Bauchfellentzündung möglich. Bei rechtzeitiger Diagnose und Behandlung heilt ein Tripper im Allgemeinen folgenlos aus.

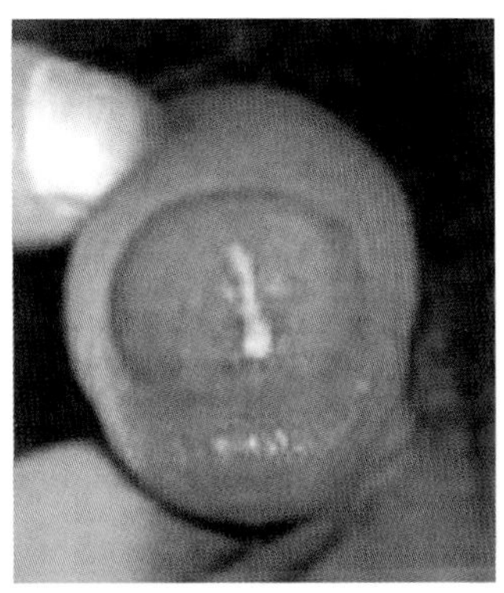

Abb. 3.6: Gonorrhoe mit "Bonjour-Tröpfchen".

▶ Herpes genitalis

Der Herpes genitalis ist beim Mann durch schmerzhafte Wasserflaschen im Bereich der Eichel und der Vorhaut gekennzeichnet. Es handelt sich um eine Virusinfektion. Häufig kommt es sekundär zusätzlich zu einer eitrigen bakteriellen Entzündung der Bläschen. Bei richtiger Therapie heilen die Bläschen ab. Allerdings ist die Häufigkeit von immer wieder auftretenden Herpes-Entzündungen groß, da das Virus sich chronisch in Nervenganglien ansiedelt und je nach Immunsituation (Stress, Erkältung etc.) zu einer erneuten Symptomatik führt.

▶ Lues

In frühen Stadien zeichnet sich die Lues oder Syphilis durch Geschwüre mit derbem Randwall und Lymphknotenschwellungen aus, welche kaum Schmerzen bereiten (Abb. 3.7). Rechtzeitig erkannt, kann die Infektion durch Antibiotikagabe geheilt werden. Unbehandelt befallen die Erreger neben verschiedenen Organen das Nervenzentrum und können weitgehende neurologische, psychiatrische und organische Folgekrankheiten mit lebensbedrohlichen Spätkomplikationen auslösen. Die Inzidenz der Lueserkrankungen ist in den letzten Jahren tendenziell steigend (100).

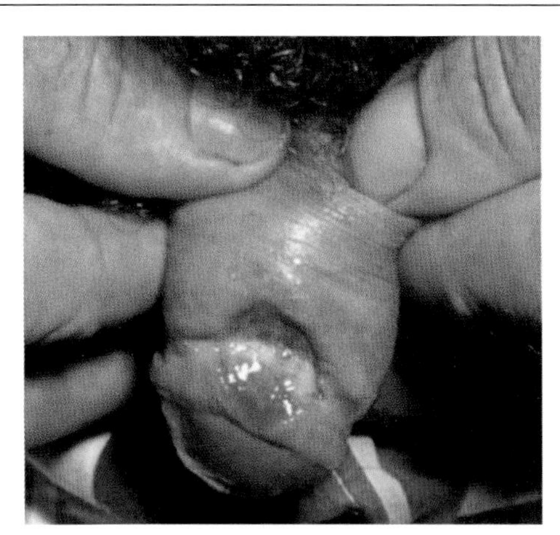

Abb. 3.7: Primärulkus bei Lues.

Einige Historiker glauben, dass für die sexuelle Prüderie der letzten Jahrhunderte die Angst vor der Syphilis ausschlaggebend war. Im frühen Mittelalter bestand nach vielen geschichtlichen Quellen eine vergleichsweise große sexuelle Freizügigkeit. Dies änderte sich erst mit dem Auftreten der Syphilis in Europa, die wahrscheinlich aus Südamerika nach Entdeckung der neuen Welt eingeschleppt wurde und sich rasch ausbreitete. Viele historische Berühmtheiten (z.B. Friedrich Nietzsche) erlagen dieser Erkrankung.

▶ AIDS, HIV

Über AIDS (= voll entwickeltes Krankheitsbild einer HIV-Infektion) ist in den letzten Jahren sehr viel berichtet worden. Eine erektile Dysfunktion ist in den symptomlosen Stadien einer HIV-Infektion im Allgemeinen psychisch bedingt und ein nachrangiges Problem. Später schwächen Allgemeininfektionen und neurologische Ausfälle viele Organfunktionen. Entscheidend ist, dass Geschlechtspartner über eine HIV-Infektion des Partners informiert sind und geeignete Schutzmaßnahmen (Kondom) ergreifen.

▶ Condylomata acuminata

Kondylome (Feigwarzen) entstehen durch Infektion mit Viren aus der Papillomgruppe. Sie zeigen sich anfangs als flache, teils einzeln, teils beetartig auftretende kleine Erhebungen an Penis, Harnröhre oder im Analbereich (Abb. 3.8). Unbehandelt können sie zu blumenkohlartigen Gebilden heranwachsen und sind hochinfektiös. Es besteht eine Assoziation zum Plattenepithelkarzinom des Penis und dem Cervixkarzinom.

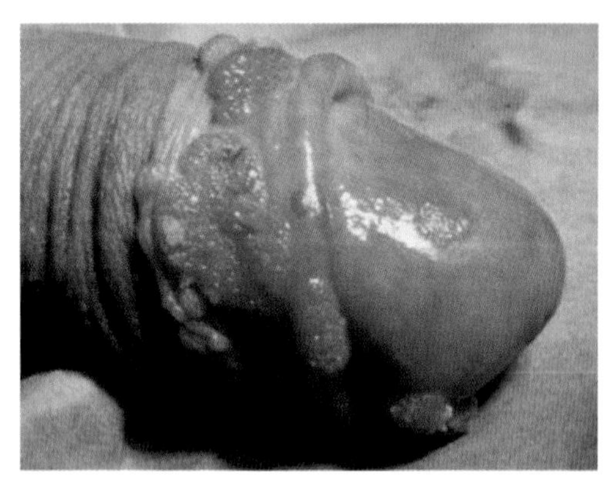

Abb. 3.8: Penile Condylomata accuminata.

Diagnostische Verfahren

4. Diagnostische Verfahren

In den letzten Jahren hat sich das diagnostische Vorgehen bei Vorliegen des Symptoms erektile Dysfunktion eher vereinfacht. Die Untersuchungen sind für den Patienten in der Regel nicht belastend. Entscheidend ist, dass eine professionelle Kommunikationsebene mit dem Patienten aufgebaut wird.

4.1. Anamnese und körperliche Untersuchung

Der erste Kontakt hat die Aufgabe das "Eis" zu brechen. Der Patient muss Vertrauen fassen, um sich mit dem heiklen Problem einer Potenzstörung zu offenbaren. Meist bestehen vor allem beim älteren Patienten Schamgefühle. Hier zeigt sich erneut die Bedeutung eines "Hausarztes" oder "Männerarztes", den man bereits jahrelang kennt, und dem man sich daher leichter anvertrauen kann. Allerdings bestehen auch nicht selten auf ärztlicher Seite Berührungsängste und Tabuisierungen. Einige Kollegen lehnen eine Beschäftigung mit der Thematik prinzipiell ab.

> Eine körperliche Untersuchung und Anamnese sind im Rahmen der Diagnostik bei ED unabdingbar.

Die Befragung des Patienten hat zielgerichtet und strukturiert zu erfolgen. Fachausdrücke sind zu vermeiden. Folgende Aspekte sollten angesprochen und dokumentiert werden:

- Vorerkrankungen und Operationen
- Regelmäßige Einnahme von Medikamenten
- Masturbation
- Partnerschaftsprobleme
- Familiäre Situation und berufliche Belastungen

Gezielt wird nach der Beischlafhäufigkeit gefragt. Hierdurch ergeben sich Rückschlüsse auf die Einstellung zur Sexualität des Betroffenen. Vielleicht lassen sich schon jetzt unrealistische Vorstellungen über eine angemessene Koitusfrequenz (☞ vorherige Kapitel) ausräumen. Zum Sexualverhalten gehören unter anderem Fragen nach Praktiken und Empfinden beim Geschlechtsverkehr (153,154). Einige Beispielfragen:

- Seit wann bestehen Probleme mit der Gliedversteifung, unter denen der Mann oder die Partnerin leiden?
- Bestehen Schmerzen während des Beischlafs oder tritt die Erektionsstörung nur in bestimmten Stellungen auf?
- Besteht seit einiger Zeit eine Gliedverkrümmung, die das Einführen des Gliedes schmerzhaft oder unmöglich macht?
- Ist ein Unfall oder eine Verletzung der Genitalorgane erinnerlich?
- Wie ist die "Qualität einer Erektion" und wie lange hält diese?
- Ist der Samenerguss normal und wie ist das Empfinden beim Orgasmus?

Ebenso gehören auch Fragen nach Partnerproblemen zum offenen Gespräch. So bedarf eine partnerabhängige Erektionsstörung in der Regel keiner primären medikamentösen Therapie oder gar eingreifender diagnostischer Maßnahmen. Die Patienten können eventuell frühzeitig einer Paartherapie zugewiesen werden. Vielleicht wird dem Patienten auch klar, dass eine Fortsetzung der Partnerschaft wegen einer tiefgreifenden Zerrüttung nicht mehr möglich ist. Moralisierende Stellungnahmen oder gar Schuldzuweisungen des Arztes sind allerdings unbedingt zu vermeiden (34, 25).

Wichtig ist die Frage nach der "Morgenerektion". Bestehen vielleicht Schmerzen oder Ausfluss beim morgendlichen Urinieren? Ein weiterer wichtiger Hinweis ist die Häufigkeit und die Gefühlsintensität von Masturbationen, die durchaus auch bei Männern vorkommt, die in einer harmonischen Partnerschaft leben. Hiernach wird in der Regel nachgefragt, wenn sich ein gewisses Vertrauensverhältnis eingestellt hat. Bei normalen Erektionen während der Masturbation ist wiederum eine eingreifende invasive Diagnostik und Therapie nicht sinnvoll.

Eine allgemeine orientierende klinische Untersuchung ist unabdingbar und sollte beinhalten:

- Herz und Lunge mit Puls und Blutdruckmessung
- Wirbelsäule und Nierenlager
- Äußere Genitalorgane (Penis, Hoden)

- Rektal digitale Untersuchung
- Körpergewicht, Körpergröße mit Berechnung des BMI

Vorgeschichte und körperlicher Befund ergeben ein recht genaues Bild des Patienten und seiner Probleme. Nicht selten zeigen sich Befunde, die auf Erkrankungen hinweisen, deren Behandlung vordringlich ist. Hier sind beispielsweise Herzrhythmusstörungen, eine Vorhautverengung, ein Prostatakarzinom oder ein Hodentumor zu nennen (134, 135).

4.1.1. Fragebögen IIEF und KEED

Der Einsatz von validierten Fragebögen ist angezeigt, sofern bereits eine Kommunikation und Vertrauensverhältnis Arzt-Patient über sexuelle Themen besteht. Ohne ein vorheriges Gespräch sind Fragebögen für die primäre Sexualananmese nicht sinnvoll und verunsichern den Patienten. Beispiele von validierten Fragebögen sind der sogenannte auf die deutsche Sprache angepasste IIEF (International Index of Erectile Function) und der KEED (Kölner Erfassunginventar Erektile Dys-

1. Haben Sie das Bedürfnis nach regelmäßigen sexuellen Kontakten?				❒ ja	❒ nein
2. ⇒ Wenn Ja, wie häufig haben Sie sexuelle Kontakte (auch Selbstbefriedigung)?	❒ nie	❒ 1 x pro Monat	❒ 1 x pro Woche	❒ 3 x pro Woche	❒ öfter

3. Haben Sie Probleme mit der Erektion (Steifheit des Gliedes)?	❒ nie	❒ selten	❒ gemischt	❒ häufig	❒ immer
4. Wie häufig bemerken Sie morgendliche Erektionen?	❒ immer	❒ häufig	❒ gemischt	❒ selten	❒ nie
5. Reicht die Erektion für das Eindringen in den Partner/in aus?	❒ immer	❒ häufig	❒ gemischt	❒ selten	❒ nie
6. Reicht die Dauer der Erektion für einen Geschlechtsverkehr aus?	❒ immer	❒ häufig	❒ gemischt	❒ selten	❒ nie
7. Erschlafft der Penis während des Geschlechtsverkehrs?	❒ immer	❒ häufig	❒ gemischt	❒ selten	❒ nie
8. Ist es Ihnen möglich einen Orgasmus zu erreichen?	❒ immer	❒ häufig	❒ gemischt	❒ selten	❒ nie

9. Wie würden Sie sich fühlen, wenn sich Ihr momentanes Geschlechtsleben nicht mehr ändern würde?				
❒ ausgezeichnet	❒ zufrieden	❒ gemischt	❒ unglücklich	❒ sehr schlecht
10. Wie haben Sie sich in den letzten 4 Wochen im Allgemeinen gefühlt?				
❒ ausgezeichnet	❒ zufrieden	❒ gemischt	❒ unglücklich	❒ sehr schlecht

Tab. 4.1: Ausschnitt aus dem Kölner Erfassungsbogen zur erektilen Dysfunktion (KEED).
Zunächst wird nach dem Wunsch nach regelmäßigen sexuellen Kontakten gefragt, dann folgt die Angabe zur Häufigkeit sexueller Kontakte. Die Items 3 bis 8 erfragen penile organische Funktionen und die Orgasmusfähigkeit. Frage 7 erlaubt durch den Wechsel der Skalierungsreihenfolge die Überprüfung der Qualität des Ausfüllens. Libido, sexuelle Zufriedenheit und die Einschätzung der Lebensqualität werden mit vier Fragen (Item 1 und 2, sowie 9 und 10) erfasst.
Ein *Summen-Punktewert (=KEED-Score) von über 17 (bei einer Maximalpunktzahl von 30)* in den Fragen 3 bis 8 spricht für das Vorliegen einer erektilen Dysfunktion. Die Sensitivität und Spezifität (des KEED-Score) beträgt 0,97 bzw. 0,93 mit einem positiven Vorhersagewert von 0,98. Die Zwei-Wochen Test-Retest Reliabilität wurde an 50 Patienten bestimmt und wies mit 98 % hervorragende Werte (Cohen`s κ=0,9069) für die Diagnose einer erektilen Dysfunktion auf. Die Sensitivität zur Veränderung des KEED-Scores wurde an 28 Patienten geprüft, die auf eine orale Behandlung mit Sildenafil gut ansprachen. Der mittlere KEED-Score änderte sich dabei von 24 auf 11 Punkte ($p<0{,}0003$). Für den klinischen Alltag erlaubt der KEED somit durch die getrennte Beurteilung der erektilen Funktion und des persönlichen Leidensdrucks eine gute Beurteilung der Therapienotwendigkeit und des Behandlungserfolges.

International Index of Erectile Function (IIEF)

Diese Fragen beziehen sich auf die Auswirkungen, die Ihre Erektionsprobleme auf Ihr Sexualleben **während der letzten 4 Wochen** hatten. Bitte beantworten Sie diese Fragen so offen und eindeutig wie möglich. Bitte beantworten Sie jede Frage, indem Sie ein Kästchen mit einem Häkchen [x] kennzeichnen. Wenn Sie sich nicht sicher sind, wie Sie antworten sollen, geben Sie bitte die bestmögliche Antwort.

Bei der Beantwortung dieser Fragen gelten folgende Definitionen:

* Geschlechtsverkehr
Ist definiert als vaginale Penetration der Partnerin (Eindringen in die Partnerin).

** Sexuelle Aktivität
Beinhaltet Geschlechtsverkehr, Zärtlichkeiten, Vorspiel und Masturbation (Selbstbefriedigung).

*** Samenerguß
Ist definiert als der Ausstoß von Samen aus dem Penis (oder die Empfindung dessen).

**** Sexuelle Stimulation
Beinhaltet Situationen wie Liebesspiele mit der Partnerin, Betrachten erotischer Bilder usw.

1. Wie oft waren Sie **während der letzten 4 Wochen** in der Lage, während sexueller Aktivitäten** eine Erektion zu bekommen.

keine sexuelle Aktivität	❑	0
Fast immer oder immer	❑	5
Meistens (viel mehr als die Hälfte der Zeit)	❑	4
Manchmal (etwa die Hälfte der Zeit)	❑	3
Selten (viel weniger als die Hälfte der Zeit)	❑	2
Fast nie oder nie	❑	1

2. Wenn Sie **während der letzten 4 Wochen** bei sexueller Stimulation**** Erektionen hatten, wie oft waren Ihre Erektionen hart genug für eine Penetration?

Keine sexuelle Aktivität	❑	0
Fast immer oder immer	❑	5
Meistens (viel mehr als die Hälfte der Zeit)	❑	4
Manchmal (etwa die Hälfte der Zeit)	❑	3
Selten (viel weniger als die Hälfte der Zeit)	❑	2
Fast nie oder nie	❑	1

Die nächsten 3 Fragen beziehen sich auf die Erektionen, die Sie möglicherweise während des Geschlechtsverkehrs* gehabt haben.

3. Wenn Sie **während der letzten 4 Wochen** versuchten, Geschlechtsverkehr* zu haben, wie oft waren Sie in der Lage, Ihre Partnerin zu penetrieren (in sie einzudringen)?

Ich habe keinen Geschlechtsverkehr versucht	❑	0
Fast immer oder immer	❑	5
Meistens (viel mehr als die Hälfte der Zeit)	❑	4
Manchmal (etwa die Hälfte der Zeit)	❑	3
Selten (viel weniger als die Hälfte der Zeit)	❑	2
Fast nie oder nie	❑	1

4. **Wie oft** waren Sie **während der letzten 4 Wochen** beim Geschlechtsverkehr* in der Lage, Ihre Erektion aufrecht zu erhalten, nachdem Sie Ihre Partnerin penetriert hatten (in sie eingedrungen waren)?

Ich habe keinen Geschlechtsverkehr versucht	❑	0
Fast immer oder immer	❑	5
Meistens (viel mehr als die Hälfte der Zeit)	❑	4
Manchmal (etwa die Hälfte der Zeit)	❑	3
Selten (viel weniger als die Hälfte der Zeit)	❑	2
Fast nie oder nie	❑	1

5. **Wie schwierig** war es **während der letzten 4 Wochen** beim Geschlechtsverkehr Ihre Erektion bis zur Vollendung des Geschlechtsverkehrs aufrecht zu erhalten?

Ich habe keinen Geschlechtsverkehr versucht	❑	0
Äußerst schwierig	❑	1
Sehr schwierig	❑	2
Schwierig	❑	3
Ein bißchen schwierig	❑	4
Nicht schwierig	❑	5

6. Wie oft haben Sie **während der letzten 4 Wochen** versucht, Geschlechtsverkehr* zu haben?

Keine Versuche	❑	0
1-2 Versuche	❑	1
3-4 Versuche	❑	2
5-6 Versuche	❑	3
7-10 Versuche	❑	4
11+ Versuche	❑	5

7. Wenn Sie während der letzten 4 Wochen versuchten, Geschlechtsverkehr* zu haben, wie oft war er befriedigend für **Sie**?

Ich habe keinen Geschlechtsverkehr versucht	❑	0
Fast immer oder immer	❑	5
Meistens (viel mehr als die Hälfte der Zeit)	❑	4
Manchmal (etwa die Hälfte der Zeit)	❑	3
Selten (viel weniger als die Hälfte der Zeit)	❑	2
Fast nie oder nie	❑	1

8. Wie sehr haben Sie **während der letzten 4 Wochen** den Geschlechtsverkehr* genossen?

Kein Geschlechtsverkehr	❑	0
Außerordentlich	❑	5
Sehr	❑	4
Ziemlich	❑	3
Nicht sehr	❑	2
Überhaupt nicht	❑	1

9. Wenn Sie **während der letzten 4 Wochen** sexuell stimuliert wurden oder Geschlechtsverkehr hatten, wie oft hatten Sie einen Samenerguß***

Keine sexuelle Stimulation oder kein Geschlechtsverkehr	❑	0
Fast immer oder immer	❑	5
Meistens (viel mehr als die Hälfte der Zeit)	❑	4
Manchmal (etwa die Hälfte der Zeit)	❑	3
Selten (viel weniger als die Hälfte der Zeit	❑	2
Fast nie oder nie	❑	1

10. Wenn Sie **während der letzten 4 Wochen** sexuell stimuliert**** wurden oder Geschlechtsverkehr* hatten, wie oft hatten Sie das Gefühl eines Orgasmus mit oder ohne Samenerguß?

Keine sexuelle Stimulation oder kein Geschlechtsverkehr	❑	0
Fast immer oder immer	❑	5
Meistens (viel mehr als die Hälfte der Zeit)	❑	4
Manchmal (etwa die Hälfte der Zeit)	❑	3
Selten (viel weniger als die Hälfte der Zeit	❑	2
Fast nie oder nie	❑	1

Die nächsten 2 Fragen beziehen sich auf sexuelles Verlangen. Sexuelles Verlangen soll als Gefühl definiert werden, das den Wunsch nach einem sexuellen Erlebnis (z.B. Masturbation oder Geschlechtsverkehr), den Gedanken an Sex oder die Frustration über den Mangel an Sex beinhalten kann.

11.Wie oft haben sie **während der letzten 4 Wochen** sexuelles Verlangen verspürt?

Fast immer oder immer	❑	5
Meistens (viel mehr als die Hälfte der Zeit)	❑	4
Manchmal (etwa die Hälfte der Zeit	❑	3
Selten (viel weniger als die Hälfte der Zeit)	❑	2
Fast nie oder nie	❑	1

12.Wie würden Sie den Grad Ihres **sexuellen Verlangens während der letzten 4 Wochen** einschätzen?

Sehr hoch	❑	5
Hoch	❑	4
Mittelmäßig	❑	3
Niedrig	❑	2
Sehr niedrig oder nicht vorhanden	❑	1

13.Wie zufrieden waren Sie **während der letzten 4 Wochen** mit Ihrem Sexualleben insgesamt?

Sehr zufrieden	❑	5
In Maßen zufrieden	❑	4
Etwa gleich zufrieden wie unzufrieden	❑	3
In Maßen unzufrieden	❑	2
Sehr unzufrieden	❑	1

14.Wie zufrieden waren Sie **während der letzten 4 Wochen** mit der **sexuellen Beziehung** zu Ihrer Partnerin?

Sehr zufrieden	❑	5
In Maßen zufrieden	❑	4
Etwa gleich zufrieden wie unzufrieden	❑	3
In Maßen unzufrieden	❑	2
Sehr unzufrieden	❑	1

15. Wie würden Sie **während der letzten 4Wochen** Ihre **Zuversicht** einschätzen, eine Erektion zu bekommen und zu halten:

Sehr hoch	❑	5
Hoch	❑	4
Mittelmäßig	❑	3
Niedrig	❑	2
Sehr niedrig	❑	1

Abb. 4.1: IIEF (International Index of Erectile Function)
Erektionsfunktion (EF) Fragen 1-5 und 15
Intensität der Sexualität (IS) Fragen 6-8
Orgasmusfunktion (OF) Fragen 9-10
Sexueller Drive (Libido) (SD) Fragen 11-12
Gesamtzufriedenheit (Overall Satisfaction) (OS) Fragen 13 und 14

funktion), welche insbesondere Fragen zum Geschlechtsverkehr und Qualität des Geschlechtsverkehrs beinhalten (Abb. 4.1 und 4.2). Fragebögen sind sehr hilfreich, um Veränderungen während einer Behandlung zu erfassen und zu quantifizieren (22, 109).

KEED (= Kölner Erfassungsbogen zur Erektilen Dysfunktion)

Der KEED setzt sich aus 18 Fragen zur erektilen Dysfunktion und Lebensqualität zusammen und wurde primär in deutscher Sprache von der Klinik für Urologie der Universität zu Köln entwickelt, validiert und publiziert (22). Der erste allgemeine Teil dieses Inventars enthält Fragen zur Person, Alter und zum allgemeinen Gesundheitsstatus (in nachstehender Tab. 4.1 nicht dargestellt). Der spezifische Teil befasst sich mit der Erektion, Orgasmusfähigkeit und der Beurteilung der subjektiven Lebensqualität. Das fünfstufige Antwortschema erlaubt die Berechnung von Scores nach einer entsprechenden Punktvergabe (1 bis 5).

Obwohl bei ca. 70 % der Erektionsstörungen die organische Komponente (glattmuskuläres Relaxationsdefizit) in Vordergrund steht, darf das Ausmaß der psychischen Begleitkomponente nicht unterschätzt werden. Die nachstehende Tab. 4.2 zeigt mögliche Unterschiede zwischen primär organischen und psychisch bedingten Erektionsproblemen. Leider sind die Übergänge in der Realität wesentlich unschärfer, so dass eine einfache Checkliste zur Differenzierung in der Regel nicht genügt.

Fragebögen sind im Rahmen der Diagnostik der ED hilfreich, ersetzen jedoch nicht die körperliche Untersuchung oder eine Sexualanamnese.

Fragen	Eher psychisch	Eher organisch
Trat die Erektionsstörung plötzlich und unvermittelt auf?	ja	nein
Lässt sich der Beginn der Erektionsprobleme auf ein bestimmtes Ereignis zurückführen?	ja	nein (Ausnahme: Penisfraktur)
Kommen Morgenerektionen vor?	ja	nein
Bestehen Schmerzen während des Beischlafs?	nein	ja
Tritt die Erektionsstörung nur in bestimmten Stellungen auf?	nein	ja
Fällt es Ihnen schwer, eine einmal aufgebaute Erektion bis zum Ende des Geschlechtsaktes aufrecht zu erhalten?	nein	ja
Gibt es zurzeit starke Spannungen in der Partnerschaft	ja	nein
Nehmen Sie Medikamente gegen Bluthochdruck, ein Magengeschwür, Schlafstörungen, Allergien oder Herzschwäche ein?	nein	ja
Nehmen Sie regelmäßig Schmerzmittel?	nein	ja

Tab. 4.2: Fragen zur Abgrenzung organischer von psychischen Ursachen einer ED.

4.1.2. Risikoscore (EROS) - Wahrscheinlichkeit für eine ED

Aufgrund der mittlerweile umfangreichen epidemiologischen Untersuchungen und der Kenntnis der Begleitmorbiditäten ist es mittlerweile möglich, Wahrscheinlichkeiten anzugeben für das Vorliegen des Symptoms erektile Dysfunktion, ohne speziell eine Sexualanamnese zu erheben (50, 122, 134). Dies hat unter Umständen aus folgenden Gründen Vorteile:

- Der behandelnde Arzt kann aufgrund der individuellen Risikoprofile bei hoher ED-Wahrscheinlichkeit gezielt den Patienten ansprechen und Hemmschwellen abbauen.
- Betroffene Männer erkennen, dass sie nicht alleine sind und werden über eine "Score" als niedrigschwelligen Einstieg in die Lage versetzt das Symptom ED von sich aus anzusprechen.

Die Score-Entwicklung erfolgte mithilfe eines multivariaten statistischen Verfahrens, der multiplen logistischen Regression auf der Basis der Kölner Studie. Das Ergebnis dieser Berechnung ist eine Gleichung, mit der die individuelle ED-Wahrscheinlichkeit für ein bestimmtes Risikoprofil geschätzt werden kann (Tab. 4.3). Die ermittelte Modellgleichung wurde extern validiert. Entscheidend für die tägliche Praxis ist die sehr einfache Ermittlung in Abhängigkeit von den wichtigsten Risikofaktoren/Begleitmorbiditäten.

Somit ergibt sich als Beispiel bei einem 65jährigen Raucher mit KHK und Bluthochdruck folgende ED-Wahrscheinlichkeit im EROS-Score:

65 Jahre	=	65 Punkte
OP	=	0 Punkte
Diabetes mell.	=	0 Punkte
Art. Verschlusskrankheit	=	0 Punkte
Herzerkrankung	=	7 Punkte
Raucher	=	5 Punkte
Bluthochdruck	=	4 Punkte
Punktsumme		81 Punkte

Damit läge bei diesem Beispielpatienten eine ED-Wahrscheinlichkeit von ca. 50 % vor.

Der EROS erreicht eine diskriminatorische Güte von ca. 80 % und liegt damit auf gleichen Niveau wie andere Scores. In der täglichen Praxis ist der Score aufgrund seiner Einfachheit und schnellen Auswertung gut einsetzbar. Er ersetzt jedoch keineswegs eine Sexualanamnese.

	Punkte	Punktsumme	ED-Wahrscheinlichkeit in %
Alter in Jahren		bis 50	< 7
	dito	51 bis 55	11
OP im kleinen Becken		56 bis 60	15
❐ Ja	21	61 bis 65	22
❐ Nein	0	66 bis 70	30
Diabetes mell.		71 bis 75	40
❐ Ja	16	76 bis 80	50
❐ Nein	0	81 bis 85	60
Arterielle Verschlusskrankheit		91 bis 95	70
❐ Ja	8	86 bis 90	78
❐ Nein	0	ab 100	> 85
Herzerkrankung		Alle Punkte auf der linken Seite werden addiert. Die Punktsumme ergibt dann auf der rechten Seite der Tabelle die ED-Wahrscheinlichkeit in Prozent.	
❐ Ja	7		
❐ Nein	0		
Raucher			
❐ Ja	5		
❐ Nein	0		
Bluthochdruck			
❐ Ja	4		
❐ Nein	0		
Punktsumme			

Tab. 4.3: Schema zur Bestimmung der individuellen ED-Wahrscheinlichkeit (nach Hellmich 2004).

4.2. Laboruntersuchungen

Eine Laboruntersuchung ist vor einer Einleitung einer ED-Therapie unabdingbar. Nicht selten finden sich Laborveränderungen, die auf eine behandlungsbedürftige Grunderkrankung hinweisen (17). Klassisches Beispiel hierfür ist der Diabetes mellitus. Aufgrund der hohen diagnostischen Bedeutung des prostataspezifischen Antigens (PSA) für die Frühdiagnostik eines Prostatakarzinom in der Altersgruppe der über 50jährigen Männer empfiehlt sich die Bestimmung des PSA-Wertes. Ähnliches gilt für die Schilddrüsenfunktionsstörungen, die direkt Einfluss auf Sexualstörungen haben können. Die Bestimmung des TSH als Screeningparameter für Schilddrüsenfunktionsstörungen ist daher notwendig (Tab. 4.4) (103).

Relevante Erkrankungen	Basislaboruntersuchungen bei ED
Fettstoffwechselstörung	Gesamtcholesterin, LDL, HDL
Diabetes mellitus	Nüchtern-Blutzucker
Niereninsuffizenz	Kreatinin, Harnstoff
Leberfunktionsstörung	ALAT, ASAT, γ-GT
Schilddrüsenfunktionsstörung	TSH
Hypogonadismus	Testosteron, SHBG
Prostatakarzinom	PSA
Infektion	CRP, Blutbild

Tab. 4.4: Empfohlene Laboruntersuchungen im Rahmen der ED-Diagnostik.

4.3. Dopplersonographie und Prostaglandin E_1-Testung

Die Doppler-(Farb)Duplexsonographie der penilen Arterien dient der Beurteilung der arteriellen Durchblutung des Schwellkörpers. Diese Untersuchung ist jedoch nur sinnvoll, wenn sie mit einer Schwellkörperstimulation kombiniert wird. Eine alleinige Dopplersonographie im flacciden Zustand hat keine diagnostische Aussagekraft. Seit ungefähr 20 Jahren sind Medikamente bekannt, die nach Injektion in die Penisschwellkörper eine Erektion auslösen. Zurzeit wird meist Prostaglandin E_1, seltener Papaverin in Kombination mit Phentolamin eingesetzt (148). Für die Diagnostik und die Therapie der erektilen Dysfunktion sind diese Substanzen unentbehrlich geworden (103, 104).

Für die Diagnostik wird als Standarddosis 5-10 µg PGE_1 verwendet. Die Industrie bietet hier sehr einfach handbare Systeme an (Caverject®, Viridal®). Die Substanz wird rechtwinklig nach Desinfektion der Haut mit einer Subkutannadel in den Schwellkörper injiziert (SKIT= Schwellkörperinjektionstherapie) (Abb. 4.2). Die Injektionsstelle befindet sich am Penisschaft und ist ca. 1-2 cm von der Bauchwand entfernt. Nach Injektion in die Penisschwellkörper kommt es zu einer Erschlaffung der glatten Schwellkörpermuskulatur und zu einer Verstärkung des arteriellen Blutzuflusses. Es werden quasi die natürlichen Vorgänge, die zum Entstehen einer Erektion nötig sind, künstlich herbeigeführt. Die Dopplersonographie ist im Stadium der Tumeszenz durchzuführen, welches in der Regel nach 5-10 min einsetzt (30, 104).

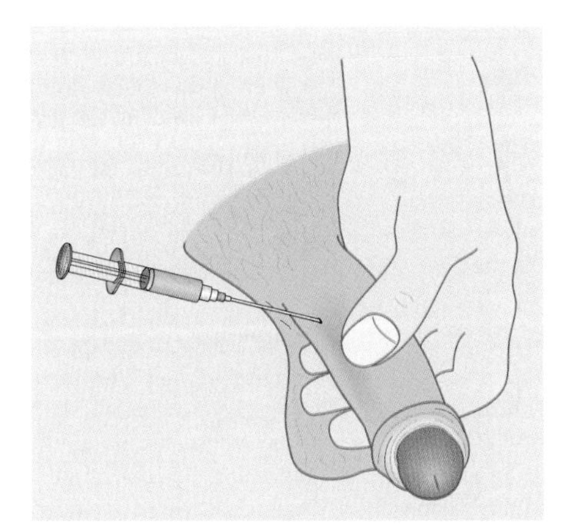

Abb. 4.2: Injektionstechnik - Prostagladintestung.

Die Doppelsonographie der tiefen Schwellkörperarterien (Aa. profunda penis) erfolgt lateral am Penisschaft, wobei die Sonde im 45° Grad Winkel aufgesetzt wird. Generell erfolgt eine Messung an der Penisbasis und im distalen Penisdrittel, um intrapenile Durchblutungsstörungen zu erkennen (Abb. 4.5). Die Untersuchung der oberflächlichen Schwellkörperarterien (Aa. superficiales penis) erfolgt in der Penismitte von oben ebenfalls im 45° Winkel (6, 30).

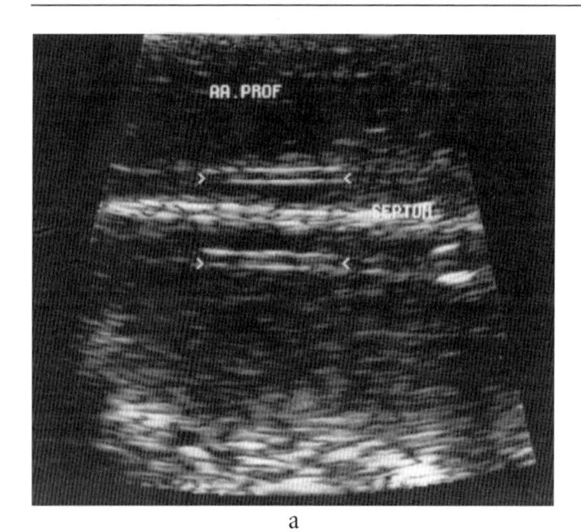

a

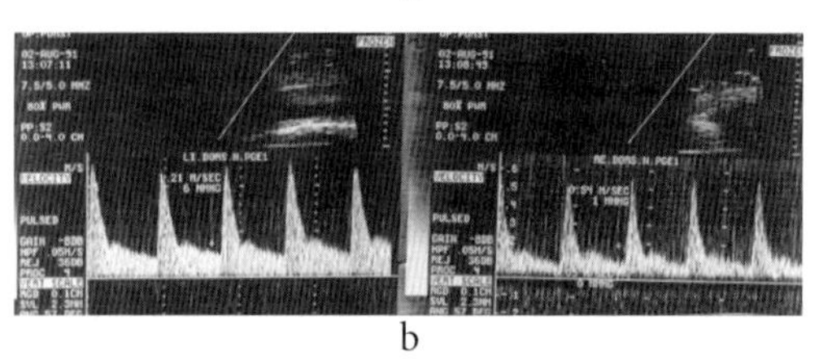

b

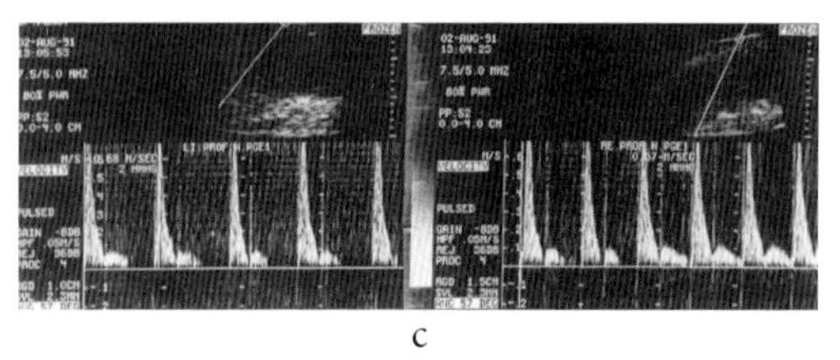

c

Abb. 4.3a-c: Normalbefund Duplexsonographie der Penisarterien. **a**: Sonographie der linken und rechten Schwellkörperarterie (Pfeile), die durch das Septum (weiße durchgehende Linie) voneinander getrennt sind. **b**: Duplexsonographie der Dorsalarterien mit kräftigen systolischen Spitzenflußgeschwindigkeiten (121 cm/sec bzw. 54 cm/sec) nach PGE_1-Injektion. **c**: Duplexsonographie der Schwellkörperarterien bei demselben Patienten mit ebenfalls hohen systolischen Spitzenflußgeschwindigkeiten. Der diastolische Fluß in den Schwellkörperarterien ist praktisch Null, da der intracavernöse Druck nach PGE_1-Injektion bereits diastolische Druckwerte erreicht hat (aus Porst 2000).

Im Optimalfall sind so alle vier penilen Gefäße doppelsonographisch zu dokumentieren, wobei die tiefen Schwellkörperarterien proximal und distal erfasst werden. Insgesamt liegen damit 6 Messungen nach intracavernöser Pharmakostimulation vor, was erklärt, warum eine korrekt durchgeführte penile Dopplersonographie zeitaufwendig ist.

Max. systolische Flussgeschwindigkeit - Dorsalarterien	Max. systolische Flussgeschwindigkeit - Tiefe Schwellkörperarterien
Normalbereich > 35 cm/s	Normalbereich > 25 cm/s

Tab. 4.5: Normwerte für die maximale arterielle Flussgeschwindigkeit nach Pharmakostimulation.

Zeigen sich in den tiefen Schwellkörperarterien nach Stimulation maximale arterielle Fließgeschwindigkeiten von < 25 cm/s, darf eine hämodynamisch wirksame arterielle Einflussstörung angenommen werden (☞ Tab. 4.5) (6). Die Messung bei maximaler Erektion ist deutlich weniger aussagekräftig als die Messung während der Phase der Tumeszenz, da unter maximaler Erektion intracavernöse Drücke von bis zu 100 mmHg vorliegen können und somit falsch niedrige Flussgeschwindigkeiten in den penilen Arterien gemessen werden (136, 141).

Die Bestimmung der enddiastolischen Flusswerte erlaubt zwar Rückschlüsse auf den venoocclusiven Mechanismus, ist jedoch sehr störanfällig und für die Therapie in der Regel unerheblich. Bei unklaren Befunden oder bei Nichteintreten einer Tumeszenz nach Prostaglandinstimulation muss die Messung an einen anderen Untersuchungstag mit evtl. höherer Dosis wiederholt werden. Die empfohlene Prostaglandin E_1-Maximaldosis für die Schwellkörpertestung beträgt 40 µg. Eine mangelnde Erektionsantwort unter Pharmakostimulation bedeutet nicht unbedingt, dass eine erektile Dysfunktion vorliegen muss, da im Rahmen der Testung Angst und Stress eine Sympathikusaktivierung nach sich ziehen können, die keine adäquate Erektionsantwort erlauben. Dies ist vor allem bei jüngeren Patienten nicht selten. Es empfiehlt sich daher, die SKIT-Testung im Zweifel zu wiederholen. Auf der anderen Seite schließt eine rigide Erektion unter Pharmakostimulation keinesfalls eine erektile Dysfunktion aus. Im Rahmen der Dopplersonographie unter SKIT ist weiterhin die Erektionsantwort zu dokumentieren. Hier hat sich die Einteilung in Erektionsgrade E1-E5 bewährt (Tab. 4.6).

Erektionsgrad nach Pharmakostimulation	
Keine Erektion, keine Tumeszenz	E 0
Geringe Tumeszenz, keine Rigidität	E 1
Mittlere Tumeszenz, keine Rigidität	E 2
Volle Tumeszenz, keine Rigidität	E 3
Volle Tumeszenz, mittlere Rigidität	E 4
Volle Tumeszenz, volle Rigidität	E 5

Tab. 4.6: Erektionsgrade nach Bähren (Bähren 1988).

Nur Erektionen der Stärke E 4 und E 5 sind in der Regel für eine Penetration bzw. Geschlechtsverkehr ausreichend. Die Beurteilung der Erektionsstärke hängt von der Erfahrung des Untersuchers ab.

Für die SKIT weist Prostaglandin E_1 eine höheren Wirkungsgrad und eine niedrigeres Nebenwirkungsspektrum als Papaverin-Phentolamingemisch auf. Hauptrisiko ist der iatrogene Priapismus. So beträgt das Risiko eines Priapismus (= schmerzhafte Dauererektion > 6 Stunden) in der Diagnostik 0,25 % bei Prostaglandin E_1 und 6 % beim Papaverin-Phentolamin-Gemisch. Größere Hämatome oder Entzündungen des Schwellkörpers nach Pharmakotestung kommen praktisch nicht vor (6). Vor Einleitung einer Pharmakotestung sind einige Punkte für das "risk management" wesentlich:

- Aufklärung des Patienten über Sinn und Zweck der Untersuchung mit schriftlicher Dokumentation
- Überwachung des Patienten für mindestens 2 Stunden
- Vor Entlassung sollte die Erektionsantwort ihr Maximum überschritten haben.
- Die ärztliche Erreichbarkeit sollte für mindestens 12 Stunden gegeben sein.
- Weiterhin muss dem Patienten ein Ansprechpartner (z.B. urologische Klinik) genannt werden, der im Falle eines Priapismus aufgesucht werden kann.

Die intracavernöse Pharmakotestung mit z.B. Prostaglandin E_1 ist zeitaufwendig und wird mit der penilen Dopplersonographie kombiniert. Die Erektionsantwort ist zu dokumentieren. Der Patient bedarf eine gründlichen Aufklärung und Überwachung.

4.4. Besondere Untersuchungen in Ausnahmefällen

Eine extensive und invasive Diagnostik in nur in Ausnahmefällen notwendig. In Regel erfolgt eine invasive Diagnostik vor operativ-rekonstruktiven Verfahren oder bei gutachterlichen Fragestellungen. Der Gesamtanteil der Patienten mit erektiler Dysfunktion, die einer extensiven Diagnostik zugeführt werden müssen, beträgt maximal 5 % (21).

Messung nächtlicher Erektionen

Während des Schlafs kommt es beim gesunden Mann im Laufe der Nacht zu ca. 4-6 Erektionen von 10- bis 45minütiger Dauer. Die Stärke der Erektion nimmt mit der Länge des Schlafs zu. Am stärksten sind sie in den frühen Morgenstunden. Alp- und Angstträume sowie Schlafstörungen wirken hemmend. In diesem Zusammenhang ist eine weitgehender Verlust der nächtlichen Erektionen beim Schlafapnoe-Syndrom typisch. Die physiologischen nächtlichen Erektionen treten normalerweise im Anschluss an die so genannten REM-Phasen (Rapid Eyes Movements) des Schlafs auf, in denen das Gehirn besondere Aktivitätsmuster zeigt. Es mehren sich die Studien, die nachweisen, dass diese nächtlichen Erektionen für die Versorgung der Schwellkörper mit Sauerstoff eine Rolle spielen und quasi ein "Training" darstellen (86, 133). Bestehen organische Erektionsstörungen, sind die nächtlichen Erektionen in ihrer Häufigkeit und Stärke vermindert bzw. ganz aufgehoben. Die Messung von nächtlichen Erektionen erfolgt im Rahmen von gutachterlichen Fragestellungen nichtinvasiv am genauesten durch ein spezielles Gerät (Rigiscan®), welches Zeitdauer, Stärke und Größenveränderung des Penis erfasst (Abb. 4.4). Hierzu werden zwei Elektroden im Bereich der Kranzfurche unterhalb der Eichel und an der Penisbasis befestigt, die die Messdaten liefern. Dies ist für den Patienten kaum belästigend und nicht schmerzhaft. Das Gerät selbst wird am Bein angebracht und speichert alle nächtlichen Daten. Am nächsten Tag können über einen Computer das Ausmaß und die Häufigkeit der Erektionen graphisch sichtbar gemacht und mit Normalwerten gesunder Männer verglichen werden. Die Messungen sollten über mehrere Nächte erfolgen, um ihre Genauigkeit und Aussagefähigkeit zu erhöhen.

Im Allgemeinen erfolgt diese Untersuchung im Rahmen eines Krankenhausaufenthaltes. Bei guter

Compliance kann die Untersuchung über mehrere Nächte auch in häuslicher Umgebung durchgeführt werden. Die Anschaffung des Geräts ist teuer und die Auswertung der Daten relativ aufwendig. Die Aussagekraft dieser Untersuchungsmethode ist jedoch ebenfalls beschränkt (136, 103). So können Schlafstörungen die Messdaten verfälschen. Einige Patienten tolerieren das Tragen der Elektroden über eine gesamte Nacht nicht. Die Ergebnisse sind daher nicht immer reproduzierbar. Rigiscan®-Messungen haben jedoch ihren festen Platz in wissenschaftlichen Studien zur Prüfung neuer Medikamente und bei gutachterlichen Fragestellungen (68).

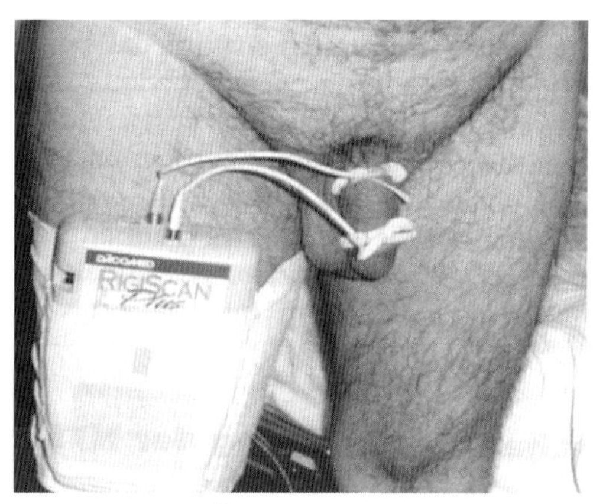

Abb. 4.4: Rigiscan®-Messgerät.

Penile Angiographie

Bei Verdacht auf isolierte Stenosen der zuführenden arteriellen Gefäße des kleinen Beckens oder bei V.a. anlagebedingte Gefäßmissbildungen kann eine penile Angiographie sinnvoll sein. Im allgemeinen wird diese Untersuchung nur dann durchgeführt, wenn sich Konsequenzen im Sinne einer Gefäßoperation (☞ Kap. 5.7.) ergeben. Die Untersuchung ist invasiv und bleibt nur wenigen Zentren vorbehalten. Im Rahmen der ED-Diagnostik ist eine Diskussion der Befundsituation zwischen Radiologen und Urologen am Patienten unbedingt sinnvoll. Die meisten penilen Angiographien zeigen multiple oder langstreckige Stenosen bzw. Gefäßveränderungen, die bis in den Schwellkörper hineinreichen (Abb. 4.5). Damit ist eine Revaskularisationsoperation in der Regel nicht erfolgversprechend, da im Schwellkörper selbst eine arterielle OP nicht möglich ist (160). Dies erklärt, warum die penile Angiographie an Bedeutung verloren hat.

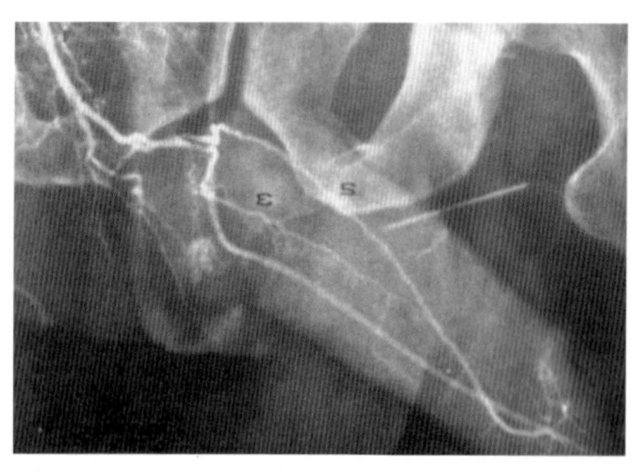

Abb. 4.5: Penile Angiographie - Nachweis einer Hypoplasie von penilen Arterien.

Cavernosographie und -metrie

Die radiologische Darstellung und Quantifizierung des cavernösen Blutabflusses während einer Erektion unter Prostatglandintestung wird Cavernosographie/metrie genannt. In seltenen Fällen liegt eine sogenannte "venöse Leckage" vor. Typisch ist die anamnestische Angabe einer primären ED bei normaler Tumeszenz und kurzer Rigidität. Der Nachweis und die Lokalisation dieses "Lecks" können wichtig sein, da eine operative Unterbindung in einigen Fällen sinnvoll sein kann. Für eine Cavernosographie und -metrie werden die Penisschwellkörper nach örtlicher Betäubung mit dünnen Kanülen punktiert. Durch die Gabe von Prostaglandin E_1 wird eine artifizielle Erektion bzw. Hyperperfusion erzeugt. Dann erfolgt die kontrollierte Injektion von verdünntem Kontrastmittel in die Penisschwellkörper, so dass sich der venöse Abfluss unter Röntgendurchleuchtung dokumentieren lässt. In der gleichen Untersuchung wird mittels spezieller Messeinrichtungen auch der Druck innerhalb der Penisschwellkörper vor, während und nach der künstlichen Erektion gemessen und dokumentiert. Auch eine Cavernosographie/metrie ist nur dann sinnvoll, wenn sich bei Nachweis eines venösen Lecks operative Konsequenzen ergeben. Nicht selten kommen posttraumatische venöse Leckagen (Abb. 4.6) vor, die einer kausalen Therapie allerdings schwer zugänglich sind (79,141).

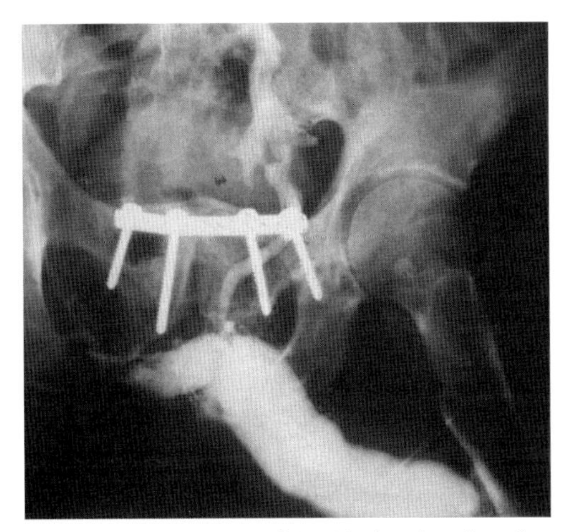

Abb. 4.6: Cavernosographie - Nachweise einer "venösen Leckage" links nach Beckenfraktur und Osteosynthese.

■ Spezielle neurologische Untersuchungen

Die Funktionsfähigkeit von einigen den Penis versorgenden Nerven ist mit neurologischen Untersuchungsmethoden überprüfbar. Allerdings betrifft dies hauptsächlich Nerven des willkürlichen Nervensystems. Das entscheidende autonome Nervensystem jedoch, welches vor allem für die Einleitung und das Ende einer Erektion zuständig ist, entzieht sich zur Zeit einer direkten Untersuchung.

Durch elektrische Reizung des Nervus dorsalis penis an der Kranzfurche unterhalb der Eichel mit Hilfe einer kleinen Ringelektrode kann eine Kontraktion von Beckenbodenmuskeln erreicht werden. Hierzu gehört insbesondere der sogenannte Bulbocavernosus-Muskel. Die Zeitdauer von der Reizung bis zum Beginn der Kontraktion wird Bulbocavernosusreflex-Latenzzeit genannt. Bei verzögerter, verlängerter oder verminderter Reflexantwort ergeben sich Hinweise auf eine Schädigung von peripheren Nervenbahnen und/oder Nervenzellen im Rückenmark. Erkrankungen, die solche Veränderungen verursachen können, sind z.B. Polyneuropathien oder die multiple Sklerose.

Weiterhin kann nach künstlicher Reizung des Penis die Reizantwort am Gehirn gemessen werden. Dies ist grob mit einem EEG (Elektroenzephalogramm) vergleichbar. Die "Empfangselektroden" werden an der Kopfhaut angebracht und die "Reizelektrode" am Penisschaft. Man bezeichnet diese Untersuchung als Messung von somatosensorisch evozierten Potentialen (SEP). Durch diese Methode sind Aussagen über die Funktionsfähigkeit des sensiblen Teils des den Penis versorgenden Nervensystems, d.h. über die Reizleitung zum Rückenmark und Gehirn möglich. Sowohl der apparative Aufwand als auch die Interpretation der Ergebnisse sind jedoch schwierig und bleiben Spezialisten vorbehalten. Bis vor wenigen Jahren hielt man die Untersuchung der evozierten Potentiale im Rahmen der ED-Abklärung für wesentlich. Dies hat sich gewandelt. Die Untersuchung ist mehr oder weniger bedeutungslos geworden. Der aktuelle klinische Stellenwert ist daher als sehr gering einzustufen.

4.5. Wann zum Spezialisten?

Die Basisdiagnostik wie Sexualanamnese, körperlicher Untersuchung und Labor kann selbstverständlich von jedem Arzt durchgeführt werden. Die Genese der Erektionsstörung lässt sich damit in ca. 60 % aller Fälle einordnen. In der Regel genügt diese Diagnostik bereits, um eine orale Therapie mit PDE5-Inhibitoren (☞ Kap. 5.) einzuleiten. Bei inadäquaten Ansprechen einer oralen Medikation, gutachterlichen Fragestellungen oder erhöhtem Abklärungswunsch des Patienten ist die Dopplersonographie mit Pharmakotestung indiziert. Hierfür ist eine besondere Expertise und Erfahrung notwendig, so dass in der Regel nur Urologen und Andrologen diese Untersuchungen durchführen (Abb. 4.7).

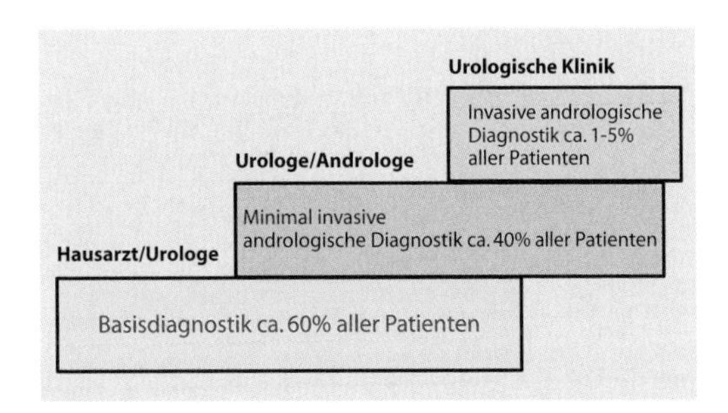

Abb. 4.7: Diagnostische Kaskade (Klotz 2004).

> Die Genese einer ED ist in ca. 60 % der Fälle mit Sexualanamnese, körperlicher Untersuchung und Labor erklärbar.

In Falle einer besonderen Anamnese (z.B Operation in kleinen Becken) oder relevanten andrologischen Befunden (z.B. Hypogonadismus) empfiehlt sich die direkte Vorstellung zum Urologen oder Andrologen, da sich die Therapiekonzepte in den letzten Jahren stark verfeinert haben (8). Die Durchführung einer invasiven Diagnostik (Rigiscan®, Angiographie, Cavernosographie) bleibt in der Regel spezialisierten urologisch Krankenhausabteilungen vorbehalten (80).

Therapie der erektilen Dysfunktion

5. Therapie der erektilen Dysfunktion

Bevor ein Mann mit erektiler Dysfunktion einen Arzt aufsucht, hat er nicht selten viel Geld und Zeit aufgewendet für in Zeitungen oder in Hausrezepten angepriesene "Potenzmittel". Die Erektionsschwäche tritt meist schleichend ein, so dass sich in der Regel über Monate Leidensdruck aufbaut und den Patienten für Unseriöses empfänglich macht. Die Anwendung von Tierextrakten und Mischungen aus Nashornpulver, Schlangen, Käfern etc. ist nicht nur aus Gründen des Artenschutzes abzulehnen. Bei keinen dieser "Mittelchen" liegt eine vernünftige placebo-kontrollierte Studie vor, die eine Wirksamkeit belegt. Das gilt auch für Homöopathika oder Akupunktur.

Interessant ist, dass auch aufgeklärte Zeitgenossen mit akademischer Bildung oft dem geheimnisvollen Reiz dieser Produkte erliegen. Vernünftiger und Erfolg versprechender sind die Erkenntnisse der Naturheilkunde. Physikalische Verfahren, körperliche Aktivität, Aufgüsse und der Gebrauch spezieller Kräuter und Gemüsesorten (Petersilie, Sellerie, Spargel, Mannstreu, Ginseng etc.) können in Einzelfällen hilfreich sein. Eine ausgeprägtere ED kann jedoch auch hiermit nicht erfolgreich behandelt werden. Trotzdem sind diese "supportiven" Maßnahmen sinnvoll, da eine Änderung der Lebensweise angestrebt oder eingeleitet wird, die sich langfristig in einer Besserung der endothelialen Funktion niederschlagen kann.

5.1. Orale Pharmakotherapie

Die erektile Dysfunktion stellt in den meisten Fällen eine altersabhängige degenerative Erkrankung vor allem der glattmuskulären Elemente des Corpus cavernosum dar. Somit weisen ca. 70 % aller Patienten eine ursächlich organisch bedingte Erektionsstörung auf. Bis vor wenigen Jahren standen zur effektiven Behandlung dieser Patienten nur die Injektionstherapie mit vasoaktiven Substanzen (z.B. Prostaglandin E_1) und aufwendige operative Verfahren (Prothetik) zur Verfügung. Dies hat sich zum Wohle der Patienten grundlegend geändert (25). Mittlerweile existieren für eine orale Pharmakotherapie eine Reihe von Substanzen, die in Abhängigkeit von der individuellen Situation eines Patienten eingesetzt werden. Da die Spontaneität der Sexualität bei einer oralen Therapie weitgehend unbeeinträchtigt bleibt, ist die Patientenakzeptanz im Gegensatz zur Injektions- oder Vakuumpumpentherapie hoch. In einer Studie konnte nachgewiesen werden, dass über 70 % der Patienten eine orale Therapie der ED bevorzugen (21, 23). Im nachfolgenden Kapitel werden die wichtigsten Substanzgruppen vorgestellt, mit denen in der täglichen Praxis gearbeitet werden kann.

5.1.1. Phosphodiesterase-Inhibitoren (PDE5-Inhibitoren)

Die Entwicklung der Phosphodiesterase5-Inhibitoren (PDE5-Inhibitoren) hat die medikamentöse Behandlung der erektilen Dysfunktion zweifellos revolutioniert (18, 19, 43). Die hocheffektive Möglichkeit der Behandlung der Erektionsstörungen durch Sildenafil (Viagra®) seit dem Jahre 1998 stellte quasi den Katalysator für das verstärkte Interesse im Bereich der altersdegenerativen männlichen Erkrankungen dar. Die ED rückte aus der Tabuzone in das öffentliche Interesse. Dies galt sowohl für Laien- als auch für medizinisches Fachpublikum. Hier ist z.B. an die "Aging male" Thematik oder männliche Hormonsubstitution zu erinnern. Mittlerweile haben eine Vielzahl von Fachkongressen und medizinischen Symposien die erektile Dysfunktion bzw. den männlichen Alterungsprozess zum Inhalt (38, 41, 42). Aufgrund der aktuellen und zukünftigen Bedeutung der PDE5-Inhibitoren wird auf die für die tägliche Praxis relevanten pharmakokinetischen Daten näher eingegangen.

5.1.1.1. Historie und Wirkmechanismus

Mit Sildenafil als ein oral applizierbarer und selektiver Hemmstoff der Phosphodiesterase-5 wurde ein neues Therapieprinzip für die Behandlung der erektilen Dysfunktion eingeführt (42). Sildenafil wurde ursprünglich für die Therapie der Hypertonie bzw. koronaren Herzkrankheit entwickelt. Studienpatienten berichteten über auffällige deutlich verbesserte Erektionen, so dass diese "Nebenwirkung" nun als therapeutisches Ziel verfolgt wurde. Die ersten Studien fanden Anfang bis Mitte der 90er Jahre statt (18, 19).

Das Wirkprinzip basiert auf einer Verstärkung der pyhsiologischen intrazellulären Vorgänge in der glatten Schwellkörpermuskelzelle. Die Inhibition des in der glatten Schwellkörpermuskelzelle hoch exprimierten Enzyms Phosphodiesterase-5 (PDE-5) ist inzwischen ein etabliertes Prinzip zur Behandlung einer erektilen Dysfunktion. Der Enzymfamilie der Phosphodiesterasen gehören mittlerweile 13 Isoenzyme an (☞ Tab. 5.1) (143). Die PDE5 baut 3′5′-cGMP im Schwellkörper ab und stellt dort die dominierende PDE dar, was die Selektivität von PDE5-Inhibitoren auf den Schwellkörper erklärt. Die Kenntnisse über den Wirkmechanismus sind durch eine Vielzahl von grundlagenwissenschaftlichen und klinischen Untersuchungen sehr gut dokumentiert (27).

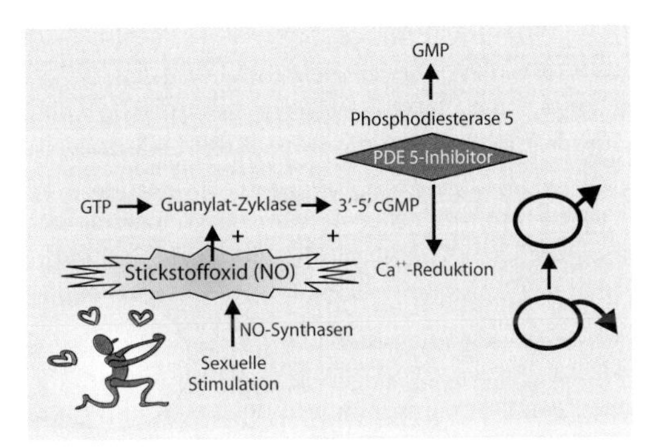

Abb. 5.1: Intrazelluläres Wirkprinzip von PDE5-Inhibitoren.

Unter sexueller Stimulation wird normalerweise im Endothel des Schwellköpers NO (Stickstoffmonoxyd) freigesetzt, welches als lokaler Transmitter intrazellulär über die Guanylat-Zyklase zur Bildung des second messengers cGMP führt. cGMP bedingt eine temporäre Kalziumverschiebung (Ca^{2+}) nach extrazellulär, welche wiederum die Relaxation der glatten Muskelzelle hervorruft, die eine Erektion einleitet. Die Phosphodiesterase-5 baut cGMP zu pharmakologisch unwirksamem GMP ab. Dies bedeutet, dass eine Hemmung der Phosphodiesterase-5 zu einer Verlagerung des Substratgleichgewichts in Richtung cGMP führt, was die Relaxation der Muskelzelle und damit die Erektion erleichtert (29). Die Inhibition der PDE5 verstärkt damit einen physiologischen Signalweg an definierter Stelle (☞ Abb. 5.1) (2, 27). Eine prinzipielle Funktionsfähigkeit des Schwellkörpers muss für eine adäquate Wirkung jedoch gegeben sein. Eine weitgehend fibrosierter Schwellkörper eines langjährigen insulinpflichtigen Diabetikers spricht daher relativ schlecht auf PDE5-Inhibitoren an. Dadurch ist erklärbar, dass je höher die Spezifität der Hemmung der PDE5 durch einen PDE5-Inhibitor ist, desto besser die Wirkung beim Diabetiker oder beim vorgeschädigten CC zu sein scheint (☞ Tab. 5.2) (44). PDE5-Inhibitoren entfalten ihre Wirkung primär im Erfolgsorgan und haben damit keinen Einfluss auf die Libido. Sie stellen keine Aphrodisiaka dar. Ebenfalls wird klar, dass PDE5-Inhibitoren nur wirken, wenn proerektile Impulse aus dem zentralen Nervensystem im Schwellkörper ankommen. Damit erklärt sich das sehr niedrige Risiko eines Priapismus. Dies bedeutet allerdings auch, dass nach operativer Nervenläsion (z.B. radikale Prostatektomie) die Effektivitätsraten geringer (ca. 30-40 %) sind (117,121).

5.1.1.2. Effektivität von PDE5-Inhibitoren

Zur Zeit sind drei PDE5-Inhibitoren (Sildenafil - Viagra®, Vardenafil - Levitra®, Tadalafil - Cialis®) verfügbar, die alle je nach publizierter Studie mehr oder weniger identische Wirksamkeitsdaten aufweisen. Je nach Publikation wird für Subpopulationen eine besonders hohe Effektivität für die ein oder andere Substanz hervorgehoben (33, 44). Für die tägliche Praxis gibt es fast keine klinisch relevanten Unterschiede bezüglich der Wirksamkeit. Die gepoolten Effektivitätsraten zeigen, welchen Durchbruch Phosphodiesterase-Inhibitoren in der Therapie der erektilen Dysfunktion darstellen. Das härteste Kriterium für die Wirksamkeit stellen die Untersuchungen mit der Zielfrage “Beendigung eines Geschlechtsverkehrs bis zum Orgasmus bei rigider Erektion” dar (SEP3). Die Wirksamkeit bezüglich dieses Kriteriums liegt bei psychogener Impotenz für alle drei PDE5-Inhibitoren bei **über *80*** % (☞ Tab. 5.3). Bei organisch bedingter Impotenz werden **ca. *65 %*** aller Patienten in Abhängigkeit von glattmuskulären Ausgangslage erfolgreich behandelt (33). In einer Vielzahl von Studien wurde sowohl die Zufriedenheit von Patient ***und*** Partnerin und auch die positiven Auswirkungen auf die Lebensqualität erfasst. Auch hier unterscheiden sind die Daten der drei zugelassenen PDE5-Inhibitoren nicht wesentlich (60, 61, 111, 116, 126). Als wichtigstes Kriterium der Patientenzufriedenheit hat sich die Zuverlässigkeit herauskristallisiert, gefolgt von der Verträglichkeit und einem akzeptablen Preis (132).

Alle zur Zeit zugelassenen PDE5-Inhibitoren sind hochwirksam. Die Wirksamkeitsdaten bezüglich einer Erektionsverbesserung liegen im unselektionierten Patientengut bei ca. 80 %.

5.1.1.3. Klinisch relevante Unterschiede der PDE5-Inhibitoren - Sildenafil, Vardenafil und Tadalafil

Die hohe Spezifität der PDE5-Inhibitoren erklärt sich durch die Verteilung der einzelnen Isoenzyme der Phosphodiesterase im menschlichen Körper (Tab. 5.1). Die PDE5 kommt hauptsächlich im Corpus cavernosum vor. Bezüglich der biochemischen Selektivität bestehen Unterschiede zwischen den verfügbaren PDE5-Inhibitoren, deren klinische Interpretation jedoch schwer ist (Tab. 5.2). Bezüglich des Zielenzyms PDE5 weist Vardenafil die höchste Spezifität auf (68). Die Hauptunterschiede der verfügbaren PDE5-Inhibitoren bezüglich der Selektivität betreffen weiterhin die PDE1, PDE5, und PDE6 (☞ Tab. 5.2). Diese Unterschiede beeinflussen das Nebenwirkungsprofil. So sind z.B. Farbsehstörungen bei Vardenafil und Tadalafil aufgrund der geringen Hemmung der PDE6 (lokalisiert in der Retina) klinisch nicht relevant, während bei Sildenafil ein Teil der Patienten über temporäre Farbsehstörungen (< 6 % aller Patienten) berichtet (101, 103).

Alle PDE5-Inhibitoren werden nach oraler "on demand" Einnahme resorbiert, wobei die Resorptionszeit abhängig von der Nahrungsaufnahme und Nahrungszusammensetzung ist. Die maximalen Blutspiegel werden bei Vardenafil und Sildenafil nach ca. 30-60 Minuten, bei Tadalafil nach ca. 120 min erreicht. Fettreiche Mahlzeiten können die Resorptionszeit deutlich verlängern (41, 68, 88).

Von den maximalen Serumspiegeln ist jedoch der klinische Wirkeintritt streng zu unterscheiden. Der Wirkeintritt liegt bei allen drei PDE5-Inhibitoren bei ca. 30-60 Minuten (101, 102, 108). In einer kürzlich publizierten randomisierten placebo-kontrollierten Studie konnte ein Wirkeintritt von Vardenafil bereits nach 10 Minuten gegenüber Placebo dokumentiert werden (88). Dieser frühestmögliche Wirkeintritt hängt von der individuellen Ausgangslage der glattmuskulären Elemente des Schwellkörpers ab (85, 86, 88, 112, 132). In der Beratung ist es jedoch sinnvoll, dem Patienten einen Beginn der sexuellen Aktivität erst ca. 1 Stunde

PDE	Substrat	Gewebe
PDE1	cAMP/cGMP	Herzkammerzellen, glatte Muskulatur der Atemwege
PDE 2	cAMP/cGMP	Corpus cavernosum (CC) und glatte Muskulatur der Atemwege
PDE 3	cAMP/cGMP	CC und glatte Muskulatur der Atemwege, Thrombozyten, Herzgewebe
PDE 4	cAMP	CC und glatte Muskulatur der Atemwege, gestreifte Muskulatur, Gehirn, Entzündungszellfunktionen
PDE 5	cGMP	CC und glatte Muskulatur der Koronararterien, Thrombozyten
PDE 6	cGMP	Retina
PDE 1	cAMP/cGMP	Nieren, Hoden, Prostata, Skelettmuskulatur

Tab. 5.1: PDE-Isoenzyme - Varianten und Verteilung im Körper.

PDE-Isoenzym	Zyklisches Nukleotid	Sildenafil	Tadalafil	Vardenafil
PDE 1	cAMP/cGMP	290	> 10.000	180
PDE 2	cAMP/cGMP	> 30.000	> 10.000	> 10.000
PDE 3	cAMP/cGMP	17.000	> 10.000	2.500
PDE 4	cAMP	7.300	> 10.000	4.000
PDE 5	**cGMP**	**3,9**	**1**	**0,7**
PDE 6	cGMP	38	780	157
PDE 7	cAMP/cGMP	2.700	?	?

Tab. 5.2: Relative Spezifität der PDE5-Inhibitoren für die einzelnen Phosphodiesterasen – IC50-Messungen (nmol) - je niedriger der Wert, desto höher die Spezifität.

nach Tabletteneinnahme zu empfehlen - sonst sind Enttäuschungen vorprogrammiert. Bei Tadalafil empfiehlt es sich, den Beginn der sexuellen Aktivität tendenziell etwas weiter hinauszuzögern (> 2 h) (85).

Die "Wirkdauern" entsprechen grob der Plasmahalbwertszeit. In der Leber findet z.B. bei Sildenafil und Vardenafil ein ausgeprägter "first pass" Effekt statt, der durch die Enzymfamilie Cytochrom P dominiert wird. Die Abbauprodukte werden zu 80 % über den Faeces und zu ca. 15 % renal ausgeschieden (Sildenafil).

Die "Wirkdauer" von Vardenafil und Sildenafil beträgt in der Regel 8-10 Stunden, bei Tadalafil bis zu 36 Stunden (102). Dies wird bei Tadalafil durch eine Plasmahalbwertszeit von ca. 16 h erklärt. Allerdings kommt es häufig vor, dass nach 12 und mehr Stunden auch bei Sildenafil und Vardenafil noch eine ausreichende Unterstützung der glattmuskulären Elemente selbst bei sehr niedrigen Serumspiegeln besteht und Patienten über eine Verbesserung der Erektionsqualität am Tag nach der Einnahme berichten. In diesem Zusammenhang bedeutet "Wirkdauer", wie bereits erwähnt, dass in Abhängigkeit von der glattmuskulären Funktion der Schwellkörper eine physiologische Erektion nach sexueller Stimulation für einen gewissen Zeitraum erleichtert, jedoch keinesfalls erzwungen wird (112, 116). Dies erklärt, dass nach Einnahme von PDE5-Inhibitoren Priapismen praktisch nicht vorkommen. Nebenwirkungen korrelieren mit der Wirkdauer, so dass eine lange Wirkdauer nicht unbedingt einen Vorteil darstellt (114).

Die zugelassenen PDE5-Inhibitoren unterscheiden sich klinisch in der Wirkdauer und geringgradig in der Zeitdauer bis zum Wirkeintritt.

5.1.1.4. Dosierung PDE5-Inhibitoren

Die empfohlene Standarddosis "on demand" beträgt für Sildenafil 50 mg, Vardenafil 10 mg und Tadalafil 10 mg (Tab. 5.4). Eine mehrmalige Einnahme von PDE5-Inhibitoren am gleichen Tag ist nutzlos und erhöht die Nebenwirkungsrate. Um die Wirkung beurteilen zu können, sollten mehrere Versuche (mind. 2-3) mit der gleichen Dosis an unterschiedlichen Tagen stattfinden. Eine sexuelle Stimulation ist jeweils unbedingt notwendig. PDE5-Inhibitoren sind keine Aphrodisiaka. Die Einnahme sollte die Maximaldosis nicht überschreiten. Regelmäßige Kontrollen und Befragungen des Patienten über Wirkung und Nebenwirkungen nach erfolgreicher PDE5-Inhibitoren-Medikation sind sinnvoll. Bewährt hat es sich, dem Patienten leicht verständliche Ratgeber oder sonstiges Info-Material zu Erektionsstörungen mitzugeben (69).

In der klinischen Praxis empfiehlt sich, nach Verschreibung eines PDE5-Inhibitors ein Kontrollvorstellungstermin (ca. 2-3 Wochen später) zu vereinbaren.

Je nach individueller Wirksamkeit kann der Patient die Dosis durch Tablettenteilung titrieren. Im klinischen Alltag wird aus Kostengründen in der Regel die Maximaldosis rezeptiert und vom Patienten eigenständig mittels Tablettenteiler angepasst.

Ursache der ED	Effektivität (verbesserte Erektion)		
	Sildenafil	Vardenafil	Tadalafil
Diabetes mellitus	56 % (Redell et al. 1999)	73 % (Goldstein et al. 2002)	64 % (Saenz de Tejada et al. 2001)
Radikale Prostatektomie (nerve sparing)	43-71 %	65 %	62 %
Hypertonie	72 %	81 %	81 %
Unspezifische Ursache	77 %	79 %	80 %

Tab. 5.3: Effektivität der Höchstdosen von PDE5-Inhibitoren bei verschiedenen Krankheitsbildern (Derouet et al. 2004).

PDE5-Inhibitor	Handelsname	Empfohlene Standarddosis	Maximaldosis
Sildenafil	Viagra®	50 mg	100 mg
Vardenafil	Levitra®	10 mg	20 mg
Tadalafil	Cialis®	10 mg	20 mg

Tab. 5.4: Dosisempfehlungen der verfügbaren PDE-5-Inhibitoren.

Eine Steigerung der Einzeldosis über die empfohlene Maximaldosis oder gleichzeitige Einnahme von verschiedenen PDE5-Inhibitoren bedeutet keinesfalls eine höhere Wirksamkeit, da das Zielenzym PDE5 mit der Standarddosis in der Regel vollständig gehemmt wird. Somit erhöht sich bei Dosissteigerung über der Maximaldosis oder bei gleichzeitiger Einnahme mehrerer PDE5-Inhibitoren ausschließlich die Nebenwirkungsrate (116).

5.1.1.5. Kontraindikationen, Komedikationen und Nebenwirkungen

Absolute Kontraindikation für eine PDE5-Inhibitoren Einnahme besteht bei kardiologischer Nitrat-Medikation, Molsidomin-Medikation und Retinitis pigmentosa. Nitrate und Molsidomin verstärken als NO-Donatoren den NO-mediierten Wirkmechanismus und können so zu einem nicht beherrschbaren Blutdruckabfall führen (158). Hierüber ist jeder Patient zu informieren (Tab. 5.5).

Absolute Kontraindikationen für die Einnahme von PDE5-Inhibitoren
• Herzinfarkt/zerebraler Insult < 6 Monate
• Nitrathaltige Komedikation
• Schwere Herzinsuffizienz
• Instabile Angina pectoris
• Retinitis pigmentosa
• Nicht behandeltes Glaukom
• Schwere Leberinsuffizienz
• Nicht einstellbare Hypotonie < 90/60 mmHg
• Amphetamin-Abhängigkeit

Tab. 5.5: Absolute Kontraindikationen für PDE5-Inhibitoren.

Vor Verschreibung eines PDE5 Inhibitors ist eine kardiologische Abklärung bzw. Anamnese notwendig (41, 51, 158). Neben der Überprüfung einer evtl. kardiologischen Medikation kann die erektile Dysfunktion Primärsymptom einer generalisierten Gefäßerkrankung sein, die als koronare Herzerkrankung für den Patienten relevant wird (☞ Kap. 3.) (110, 116).

Keine PDE5-Inhibitoren bei gleichzeitiger Medikation mit Nitraten oder NO-Donatoren! Keine PDE5-Inhibitoren ohne ärztliche Untersuchung und Anamnese.

Untersuchungen haben gezeigt, dass ca. 35 % der Patienten mit erektiler Dysfunktion eine behandlungsbedürftige koronare Herzerkrankung aufweisen. Ebenfalls ist eine PDE5 Medikation bei mangelnder Herz-Kreislaufbelastbarkeit (z.B. schwere Kardiomyopathie) nicht sinnvoll. Patienten sollten mit mindestens **75-100 Watt** auf dem Ergometer für einige Zeit belastbar sein, da bei normaler sexueller Aktivität diese Belastungsintensität für einige Minuten erreicht wird (134, 136, 140).

PDE5-Inhibitoren stellen reversible Thrombozytenaggregationshemmer dar, da die PDE5 ebenfalls für die Aggregation von Thrombozyten von Bedeutung ist (11). Obwohl über relevante Blutungen nach PDE5-Inhibitoren-Einnahme nicht im eindeutig kausalen Zusammenhang berichtet wurde, ist bei einer Begleitmedikation mit z.B. Phenprocoumon-Präparaten (Marcumar®) besondere Aufmerksamkeit sinnvoll. Ebenfalls sollten keine floriden Magen-Darm Ulcera bestehen.

Eine Komedikation mit mehreren antihypertensiven Medikamenten (> 3) sollten mit dem behandelnden Kardiologen abgesprochen werden. Eine Verstärkung der blutdrucksenkenden Wirkung wurde beschrieben. Diese scheint klinisch jedoch eher nicht relevant zu sein (110, 111).

Die Komedikation von PDE5-Inhibitoren mit selektiven α-Blockern zur Behandlung der Prostatahyperplasie beinhaltet ebenfalls potentiell das Risiko eines klinisch relevanten Blutdruckabfalls. Erste Publikationen zeigen, dass dieses Risiko für häufig verschriebene α-Blocker als gering einzustufen ist (135, 153, 155). Für die klinische Praxis empfiehlt sich, die gleichzeitige Einnahme von α-Blockern und PDE5-Inhibitoren zu vermeiden, d.h. Einnahme des prostataselektiven α-Blockers morgens und des PDE5-Inhibitors abends (Tab. 5.6).

Häufige Komedikationen mit PDE5-Inhibitoren
Unbedenklich in Standarddosierung
• β-Blocker • Ca-Antagonisten • ACE-Hemmer • AT1-Blocker • Lipidsenker • Acetylsalicylsäure • Antidepressiva insbesondere SSRI • Vitamin K Antagonisten • Allopurinol
Besondere Vorsicht und Kontrolle
• Mehr als drei Antihypertensiva gleichzeitig • HIV-Therapeutika (Protease-Inhibitoren) • α-Blocker
Verboten in jeder Form und Dosierung
• NO-Donatoren • Nitrate

Tab. 5.6: Wertung von Komedikationen bei Anwendung von PDE5-Inhibitoren.

Die Nebenwirkungsrate von PDE5-Inhibitoren ist gering und dosisabhängig. Es handelt sich zweifellos um sehr sichere Medikamente, wie eine Vielzahl von Publikationen und der klinische Alltag belegen (51). Die von den Medien reißerisch dargestellten "Todesfälle" oder Herz-Kreislaufrisiken durch eine PDE5-Medikation beruhen fast ausschließlich auf einer falschen Indikation oder Nitrat-Begleitmedikation (122, 140, 151, 154, 158). In diesem Zusammenhang sei nochmals auf die Relevanz der ärztlichen Indikationsstellung und Kontrolle einer PDE5-Medikation hingewiesen. Eine Verschreibung von PDE5-Inhibitoren ohne ärztliche Untersuchung oder gar über das "Internet" ist unbedingt abzulehnen.

An typischen Nebenwirkungen nach PDE5-Inhibitoren können Kopfschmerzen (10-20 %), Flush (10-20 %), Dyspepsie (5-11 %), Nasenkongestionen (5 %) und temporäre Sehstörungen (3-5 % nur Sildenafil), Rückenschmerzen (3 % nur Tadalafil) auftreten (103, 107, 136, 149, 158). Alle Nebenwirkungen korrelieren mit dem Serumspiegel und sind reversibel.

PDE5-Inhibitoren (Sildenafil, Vardenafil, Tadalafil) - Kurzprofil	
Vorteile	Nachteile
• Anwendung bei Bedarf - "on demand" • Klinische Langzeiterfahrung • Gute Wirksamkeit, wenig Nebenwirkungen • Individuelles Vorgehen und Dosierung	• Kardiale Komedikation beachten • Schlechte Effektivität nach Becken-OP • Hohe Kosten

Tab. 5.7: PDE5-Inhibitoren (Sildenafil, Vardenafil, Tadalafil) - Kurzprofil.

> Nebenwirkungen nach PDE5-Inhibitoren in Standarddosierung sind selten, moderat und temporär.

5.1.1.6. Warum brechen Patienten eine wirksame Therapie mit PDE-5 Inhibitoren ab?

Phosphodiesterase-5 Inhibitoren wie Sildenafil, Vardenafil oder Tadalafil stellen in Abhängigkeit von der Ursache eine wirksame orale Therapie bei ca. 60-80 % aller Patienten mit erektiler Dysfunktion dar. Dennoch fällt auf, dass ein relevanter Anteil der Patienten trotz berichteter primärer Wirksamkeit kein Wiederholungsrezept über einen längeren Zeitraum wünscht. Es stellt sich die Frage nach den Gründen für einen längerfristigen Abbruch der Therapie. Eine aktuelle Untersuchung ist dieser Fragestellung nachgegangen. 234 Patienten (mittl. Alter 60,5 Jahre) mit erektiler Dysfunktion wurden an drei unabhängigen Ambulatorien (niedergelassener Urologe, niedergelassener Allgemeinmediziner, Klinikambulanz) erfolgreich mit PDE5-Inhibitoren eingestellt. 202 (86 %) Patienten wiesen eine organische Genese der Erektionsstörung auf. Alllerdings fragten nur 161 Patienten (69 %) nach einem Wiederholungsrezept im Zeitraum vom 6 Monaten nach Erstverschreibung. 73 Patienten (31 %) (mittl. Alter 62,7) wünschten kein Wiederholungsrezept mehr als 6 Monate nach Erstverschreibung. In einer telefonischen Befragung wurden folgenden Gründe hierfür eruiert.

33 der 73 (45 %) Patienten berichteten, dass sie noch keine weitere Gelegenheit bzw. Verlangen nach einem Geschlechtsverkehrs aufweisen bzw.

noch mehr als eine Tablette von der Erstverschreibung vorhanden sei. 19 Patienten (23 %) berichteten, dass ihre Partnerin zur Zeit kein sexuelles Interesse aufweist. 9 Patienten (12 %) machten die hohen Kosten für den Therapieabbruch verantwortlich. 4 von 73 (5 %) Patienten konnten weder telefonisch noch postalisch erreicht werden. 3 Patienten (4 %) berichteten neu aufgetretene relevante Begleiterkrankungen (Malignome, Hüftendoprothese). 4 Patienten (5 %) berichteten über Nebenwirkungen wie Kopfschmerzen, Flush-Symptome oder Rhinitis, die zum Therapieabbruch führten.

Dies bedeutet im Fazit, dass der Leidensdruck bei erektiler Dysfunktion von einer Vielzahl äußerer Faktoren moduliert wird. Ca. 30 % (!) aller Patienten mit erektiler Dysfunktion fordern trotz Wirksamkeit einer Medikation mit PDE5-Inhibitoren kein Wiederholungsrezept (67). Diese Patienten sind tendenziell älter und führen für den Therapieabbruch situative, partnerbedingte und finanzielle Gründe an. Nebenwirkungen sind selten für einen Therapieabbruch verantwortlich. Offenbar genügt einem relevanten Teil der Männer alleine das Vorhandensein einer potentiell wirksamen Therapiemöglichkeit ihrer erektilen Funktionsstörung, ohne tatsächlich einen Geschlechtsverkehr durchzuführen (67).

Eine Reihe von Männern benötigt nur die potentielle "Verfügbarkeit und Sicherheit" der PDE5-Inhibitoren, setzt diese trotz guter Wirksamkeit jedoch selten ein.

5.1.2. Weitere orale Medikationen

5.1.2.1. Apomorphin

Apomorphin stellt eine sehr alte und wohlbekannte Substanz dar, die als Brechmittel in der Behandlung von Vergiftungen eingesetzt wurde. Ende der 80er Jahre fanden sich erste Publikationen, die eine erektionsfördernde Wirkung des Substanz beschrieben. Apomorphin stellt einen zentral wirksamen D_1- und D_2- Rezeptoragonisten dar, der durch Stimulation vor allem von D_2-Rezeptoren des Nucleus paraventricularis, Area präoptica und im Bereich spinaler Erektionszentren einen erektionsinduzierenden Effekt aufweist. Somit fördert Apomorphin die Erektionseinleitung im Schwellkörper durch zentrale Impulse. Ein direkter Einfluss auf die Libido ist nicht belegt. Ebenfalls besteht keine direkte Wirkung auf die glatte Schwellkörpermuskulatur.

Aufgrund des Wirkmechanismus ergibt sich, dass für die Entfaltung der proerektilen Wirkung im Schwellkörper der periphere Erektionszyklus und die Zuleitung von erektionsfördernden Impulsen weitgehend intakt sein muss. Dies bedeutet, die glatte Muskulatur des Corpus cavernosum muss ähnlich wie bei den PDE5-Inhibitoren noch eine adäquate Relaxationsfähigkeit und vegetative Innervation aufweisen. Aus diesem Grund ist die Wirkung von Apomorphin bei ausgeprägten organischen Erektionsstörungen, wie sie z.B. bei Diabetikern vorkommen, sehr beschränkt (31, 151).

▶ Effektivität und Dosierung

Apomorphin weist eine hohe therapeutische Breite und geringe Nebenwirkungsrate auf. Es handelt sich ebenfalls um eine "on demand" Medikation, die nur bei geplanten Geschlechtsverkehr einzunehmen ist. Die Applikation erfolgt als Sublingualtablette (Apomorphin SL), um den "first pass" Effekt in der Leber zu umgehen. Mit dem Wirkungseintritt ist nach wenigen Minuten (< 30 Minuten) zu rechnen. Die Wirkdauer beträgt individuell variabel bis zu 4 Stunden.

Die Effektivitätsraten sind dosisabhängig und durch Studien gut belegt (136, 156). Die verwendeten Standarddosierungen betragen 2 mg und 3 mg (evtl. 4 mg) Apomorphin SL sublingual (z.B. Ixense®). In der täglichen Praxis werden fast ausschließlich die höheren Dosen eingesetzt, da die niedrige 2mg Dosis in der täglichen Praxis eine zu geringe Effektivitätsrate zeigte. Weit mehr als bei den PDE5-Inhibitoren ist es notwendig, mehrere "Versuche" mit der Substanz an unterschiedlichen Tagen zu planen. Einige Studien haben gezeigt, dass erst nach 4-8 Versuchen mit Apomorphin eine Aussage zur Wirksamkeit gemacht werden kann. Die Störfaktoren, die die erektionsfördernde Wirkung beeinflussen können, sind recht groß. Insgesamt spielt Apomorphin in der Behandlung der erektilen Dysfunktion eine untergeordnete Rolle.

▶ Nebenwirkungen

Als bedeutendste Nebenwirkungen wurden dosisabhängig Übelkeit und Erbrechen bei 3-35 % der Patienten beobachtet. Bei mehrmaliger Anwendung der Substanz reduzierte sich die Nebenwirkungsrate beträchtlich. Sehr selten traten Synkopen (< 1 %) auf, die auf einen vaso-vagalen Reflexmechanismus zurückgeführt werden. Diese Synkopen limitieren sich in der Regel selbst und stellen nur in Ausnahmefällen eine ernsthafte Gefährdung (Sturz) des Patienten dar. Die durchschnittliche Synkopendauer lag bei unter 50 Sekunden, wobei die meisten Synkopen bei Erstapplikation unabhängig von Begleiterkrankungen auftraten. Das Vorliegen einer kardiologischen Begleitmedikation (inkl. Nitrate) stellt keine Kontraindikation für den Einsatz von Apomorphin dar. In der Zusammenfassung stellt Apomorphin die erste *zentral* wirksame Substanz dar, deren Wirksamkeit vor allem bei psychogener und leichterer organischer Erektionsstörung belegt ist. Die Nebenwirkungsrate ist sehr gering und tolerabel, die therapeutische Breite daher hoch. Im Vergleich zu den PDE5-Inhibitoren ist Apomorphin bezüglich der Wirksamkeit deutlich unterlegen (31). Dies darf als Ursache angesehen werden, dass Apomorphin keinen wesentlichen Stellenwert in medikamentösen ED-Therapie innehat.

5.1.2.2. Yohimbin

Yohimbin stellt ein Alkaloid aus der Rinde eines in Afrika vorkommenden Baumes dar. Es stellte bis vor einigen Jahren eine sehr weit verbreitete orale Dauermedikation der erektilen Dysfunktion dar. Dabei war die Substanz unter behandelnden Ärzten keineswegs unumstritten. Die Meinungen reichten von "gut wirksam" bis "reines Placebo". Tatsache ist, dass Yohimbin eine wissenschaftlich dokumentierte Wirkung als Rezeptorenblocker an zentralen und peripheren α_2-Rezeptoren aufweist. Hier ist eine "zentrale (= ZNS)" von einer "peripheren (= Schwellkörper)" Wirkung zu unterscheiden (150).

- Zentrale Wirkung - Blockade von erektionshemmenden α_2-Rezeptoren im Hypothalamus und Stammhirn.
- Periphere Wirkung - Hemmung der präsynaptischen α_2-Rezeptoren, die erektionshemmenden Impulsen von Katecholaminen (z.B. Noradrenalin) entgegenwirkt.

In höherer Dosierung wird Yohimbin eine erektionsfördernde Einflussnahme auf andere Transmitterkreisläufe (Serotonin, VIP) nachgesagt, wofür die wissenschaftliche Studienlage jedoch nicht ausreichend scheint (31). Die Wirkung von Yohimbin ist in mehreren Studien bei leichtgradigen Formen einer erektilen Dysfunktion zwar einigermaßen belegt, jedoch als gering einzustufen (116, 156). Yohimbin zeigt vor allem bei nicht-organischen d.h. primär psychogenen Störungen eine Wirksamkeit, so dass der Schlüssel für eine erfolgreiche Therapie mit Yohimbin in der Patientenselektion liegt. In einigen placebo-kontrollierten Studien konnte allerdings keine wesentliche Wirkung von Yohimbin gegenüber Placebo nachgewiesen werden.

Die Nebenwirkungen sind bei adäquater Dosierung (3x5 mg bis 3x10 mg über 2-3 Monate) tolerabel und bestehen in Symptomen einer erhöhten Sympathikusaktivität. So sind Blutdrucksteigerungen, Herzrasen, Diarrhoe etc. beschrieben, die aus der regelkreisbedingten Noradrenlin-Ausschüttung nach Blockade der α_2-Rezeptoren resultieren (38). Die Nebenwirkungsrate ist dosisabhängig. In der Zusammenfassung hat die Yohimbin-Therapie in der Behandlung der erektilen Dysfunktion keinen wesentlichen Stellenwert.

Tab. 5.8 und Tab. 5.9 veranschaulichen nochmals die Unterschiede in der oralen Pharmakotherapie der ED.

	Initiator	Konditionierer
Zentral	Apomorphin	Testosteron
Peripher	Prostaglandin E_1	PDE5-Inhibitoren

Tab. 5.8: Prinzipien der Pharmakotherapie der ED (nach Sperling, Rübben 2003).

Orale Pharmakotherapie der ED im Grobvergleich						
Substanz	Wirkort	Dosis (mg)	$t_{1/2}$ (h)	Wirkdauer (h)	Effektivität (%)	Nebenwirkungen (dosisabhängig)
Yohimbin	zentral/ peripher	15-30	0,6	3	ca. 30 %	Zittern, Blutdruck
Apomorphin	zentral	2-4	2-3	2-4	ca. 45 %	Übelkeit, Synkope
Sildenafil	peripher	25-100	4-5	4-8	ca. 80 %	Kopfschmerz, Flush, Dyspepsie, temporäre Farbsehstörungen
Vardenafil	peripher	10-20	4-5	4-8	ca. 80 %	Kopfschmerz, Flush, Dyspepsie
Tadalafil	peripher	10-20	17,5	24-36	ca. 80 %	Kopfschmerz, Flush, Dyspepsie, Rückenschmerzen

Tab. 5.9: Orale Pharmakotherapie im Grobvergleich bei leichter bis mittlerer ED (nach Derouet et al. 2004).

Fazit - Orale medikamentöse Therapie

Die orale medikamentöse Therapie der erektilen Dysfunktion ist aufgrund der Entwicklungen der letzten Jahre hocheffektiv und nebenwirkungsarm. Während Yohimbin in den den Hintergrund getreten ist, hat Apomorphin bei psychogener Erektionsstörung und leichtgradiger organischer Erektionsstörung aufgrund seines sehr günstigen Nebenwirkungsprofils noch einen geringen Stellenwert.

Bei organischer erektiler Dysfunktion sind die PDE5-Inhibitoren ganz eindeutig die Therapieoption der ersten Wahl. Alle zugelassenen PDE-5-Inhibitoren (Sildenafil - Viagra®, Vardenafil - Levitra®, Tadalafil - Cialis®) stellen hochwirksame, gut verträgliche und nebenwirkungsarme Medikamente dar, wobei Kontraindikationen und kardiologische Begleiterkrankungen zu beachten sind. Die neueren Phosphodiesterase-5-Inhibitoren wie Vardenafil und Tadalafil erlauben eine individualisierte Therapie, die noch mehr auf die Bedürfnisse und Wünsche des einzelnen Patienten zugeschnitten ist.

5.2. Transurethrale Therapie-M.U.S.E.® (medical urethral system for erection)

Die intraurethrale Applikation von PGE1 ist in Deutschland seit Juni 1999 zugelassen. Prostaglandine können auch als Gel-Depot (Mini-Zäpfchen) in den Stärken 250, 500 (übliche Einstiegsdosis) und 1000 µg direkt in die Harnröhre mittels speziellem Applikator eingebracht werden (Abb. 5.2). Zum besseren Lösen muss die Harnröhrenschleimhaut feucht sein (Anwendung nach Miktion) und der Penis anschließend zwischen den Händen eine halbe Minute massiert werden.

Das Ausmaß der Absorption über die Schleimhaut unterliegt individuellen Schwankungen. Die Wirkung tritt nach 5-10 Minuten ein und hält durchschnittlich 30-60 Minuten an. Leichtgradige brennende Beschwerden in der Urethra sind nicht selten (ca. 20 %) und werden durch die lokale Reizung/Manipulation und durch Prostaglandin selbst ausgelöst (103). Nicht selten kommt es zu leichten Schleimhautverletzungen im Rahmen der Applikation. Die Anwendung hat nicht die erhoffte Verbreitung bei den Patienten gefunden. Die eigenen Erfahrungen sind eher negativ, da viele Patienten aufgrund der Adipositas und einer mangelnden manuellen Geschicklichkeit größere Probleme bezüglich der intraurethralen Applikation haben.

Die Wirkung vor Ort ist der intracavernösen Injektion hinsichtlich Wirkstärke und -eintritt unterlegen, durch Abfluss in den Kreislauf sind hier die Nebenwirkungen (Blutdruckabfall etc.) häufiger. Gelegentlich können unangenehme Empfindungen bzw. Nebenwirkungen selbst bei der Frau auftreten, wenn das Medikament durch frühen Samenerguss in die Scheide gelangt. Insgesamt stellt M.U.S.E. nach ärztlicher Anleitung aber eine mögliche Alternative für Patienten dar, die auf keine orale Medikation mit PDE5-Inhibitoren ansprechen und die zu hohe Hemmungen haben, Schwellkörperinjektionen selbst vorzunehmen.

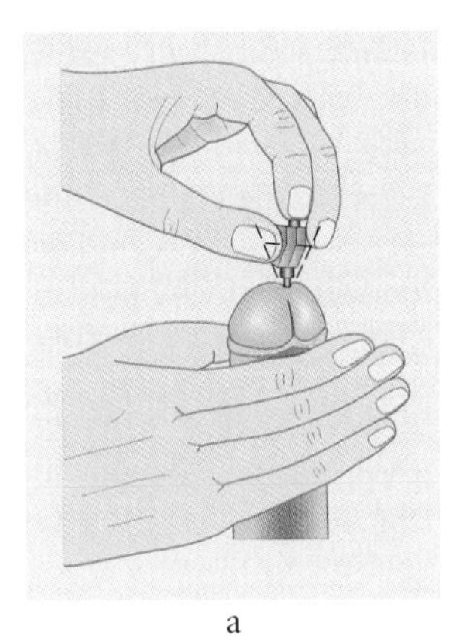

a

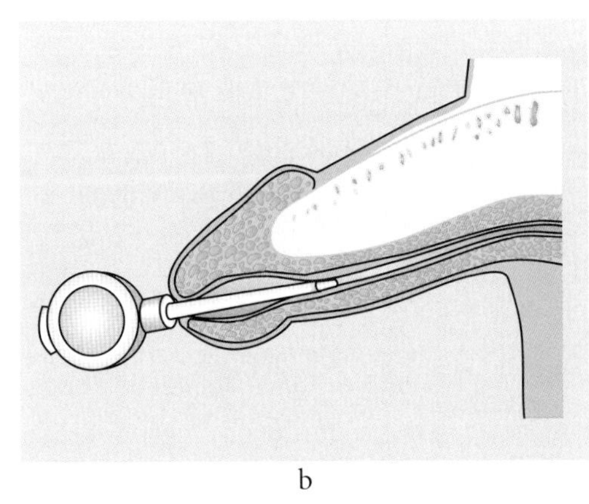

b

Abb. 5.2a+b: MUSE-Applikation (nach Porst 2000).

5.3. Hormontherapie bei ED

Testosteron spielt zweifellos für die Erektion sowohl auf zentrale als auch auf peripherer Ebene eine wichtige Rolle. Allerdings ist der Zusammenhang für die Erektion nicht direkt, sondern eher mittelbar und indirekt (34, 36). So steigert Testosteron beispielsweise die Synthese von NO-bildenden Enzymen und erhöht die Empfindlichkeit des Androgen-Rezeptors. Im Tierversuch konnte eindeutig ein Einfluss von Testosteron auf die Relaxationsfähigkeit des Corpus cavernosum belegt werden. Auf der anderen Seite führt die isolierte Substitution von Testosteron bei Männer mit ED und normalem Testosteronspiegel nicht zu einer Besserung der erektilen Funktion und birgt Risiken.

Bei Männern mit normalen Testosteronspiegel und ED ist eine zusätzliche Testosteronapplikation weitgehend sinnlos.

In den letzten Jahren hat die Therapie des sogenannten "late-onset" Hypogonadismus an Stellenwert gewonnen. Unter einem late-onset Hypogonadismus wird ein altersassoziiertes Testosterondefizit verstanden, wobei die Testosteronserumspiegel mehrfach kontrolliert erniedrigt sind und Begleitsymptome bestehen (145, 146). Der Zusammenhang eines late-onset Hypogonadismus, der bei relativ vielen Männer vorkommt, und einer erektilen Dysfunktion ist jedoch keineswegs eindeutig (9, 49, 92, 147).

Sinnvoll ist, dass im Rahmen der Abklärung einer erektilen Dysfunktion ein Ausschluss eines Hypogonadismus erfolgt (Abb. 5.3). Allerdings besteht nur bei 4-6 % der Patienten mit ED ein ursächlicher isolierter Testosteronmangel (57, 58). Wesentlichen Einfluss auf den Hormonstoffwechsel haben Begleiterkrankungen wie Diabetes mellitus, KHK oder eine Niereninsuffizienz. Hohe berufliche Belastungen, chronischer Stress oder massive körperliche Anstrengungen (Leistungssport) können ebenfalls eine Testosteronerniedrigung bewirken, die nicht selten mit einer geringen Prolaktinerhöhung einhergeht. Dabei treten sowohl beim Serumtestosteron als auch beim Prolaktin Schwankungen auf, so dass sich eine mindestens zweimalige morgendliche Kontrolle an unterschiedlichen Tagen empfiehlt.

Minimalprogramm zur Abklärung der Therapieindikation

Nachweis des Androgenmangels		Abschätzung möglicher Risiken
Leistungsschwäche Osteopenie Lipidomangel Erektile Dysfunktion	Anamnese	Prostatavergrößerung Kardiovaskuläre Erkrankungen Schlafapnoe-Syndrom
Muskelatrophie	Befund	Prostatapalpation
Blutbild Testosteron LH, Prolaktin	Labor	Blutbild PSA

Abb. 5.3: Minimalprogramm zur Abklärung einer Indikation für einer Hormonersatztherapie (nach Jockenhövel 2003).

Nach dem gegenwärtigen Kenntnisstand kann die Sexualhormonbestimmung für die Diagnostik der ED, wie folgt, eingeteilt werden:

- **Obligat:** Gesamttestosterons, Sexualbindendes Globulin (SHBG)
- **Fakultativ:** Prolaktin, LH, FSH
- **Überflüssig:** DHEA, Östrogene, DHT

Besteht ein nachgewiesener Testosteronmangel *und* eine ED, ist nach Ausschluss der Gegenanzeigen eine Testosteronersatztherapie sinnvoll.

Die Hormonersatztherapie erfolgt am ehesten mit Testosterongel-Applikationen (z.B. Testogel®) oder Depotinjektionen (z.B. Nebido®). Die Gelapplikationen erlauben eine gute Steuerung des Hormonspiegels, allerdings ist eine tägliche Applikation notwendig. Seit dem Jahre 2004 sind auch für eine Testosteronersatztherapie 3-Monate-Depotapplikationen i.m. verfügbar. In der 6- bis 10-wöchigen Einstellungsphase bei Depotinjektionen sind mehrere Hormonspiegelkontrollen notwendig (59). Eine orale Testosterontherapie erreicht nur in Ausnahmefällen eine kontrollierte adäquate Substitution und ist eher nicht sinnvoll.

Bei einer Hormonersatztherapie aufgrund eines Hypogonadismus und einer ED ist in der Regel eine zusätzliche temporäre Medikation von PDE5-Inhibitoren angezeigt. Stellt tatsächlich der Testosteronmangel die Hauptursache für die ED dar, ist nach einigen Monaten keine oder sehr geringe begleitende PDE5-Inhibition (z.B. ¼ der Maximaldosis) mehr notwendig.

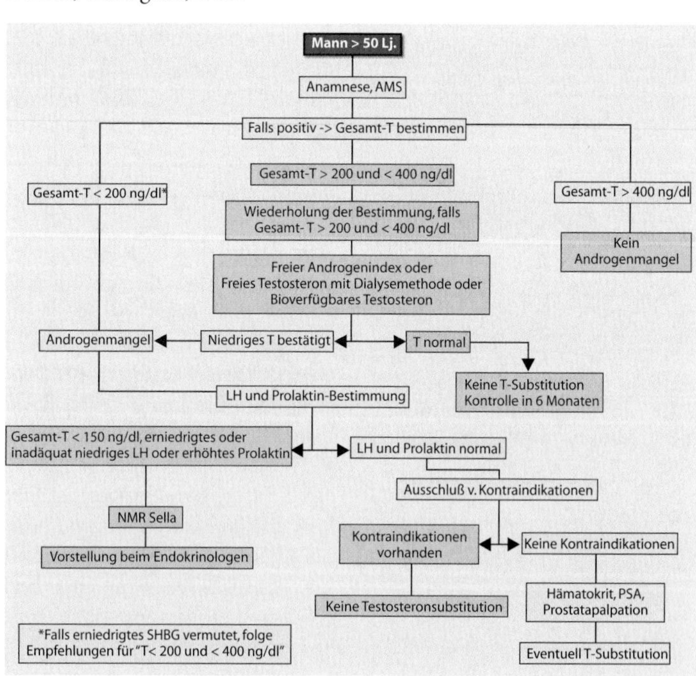

Abb. 5.4: Algorithmus zur Diagnostik, Abklärung und Ausschluss von Kontraindikationen bei late-onset Hypogonadismus (nach Jockenhövel 2003, Konsensus-Konferenz 2001).

Primäres Risikoorgan einer Testosteronersatztherapie ist die Prostata. Regelmäßige rektal-digitale Kontrolle sowie PSA-Kontrollen sind unabdingbar. Die empfohlenen Untersuchungen und Zeitabstände sind nachstehend aufgelistet. Die besondere Problematik einer Testosteronersatztherapie besteht in der klinischen Aktivierung eines latent vorhandenen klinisch stummen Prostatakarzinoms (59). Nach gegenwärtigem Kenntnisstand werden jedoch keine "de novo" Prostatakarzinome induziert, sondern quasi der Diagnosezeitpunkt vorgezogen.

Prostata-Kontrollschema bei laufender Testosteronersatztherapie	
• PSA-Kontrolle	2-3x jährlich
• Rektal-digitale Untersuchung	1-2x jährlich
• Prostata-Symptom Score (IPSS)	1-2x jährlich
• Restharnkontrolle, Uroflow	1-2x jährlich
• Transrektaler Ultraschall	2x jährlich

Zudem sind Blutbild- und eine Kontrolle der Fettstoffwechselparameter notwendig (89). Bei Einleitung einer Hormonersatztherapie ist eine Aufklärung des Patienten über eventuelle Risiken und eine gute Compliance wesentlich. Ist ein Hormondefizit bzw. Hypogonadismus durch entsprechende Laborbestimmungen objektiviert, besteht für die Kostenträger Erstattungspflicht.

Risikoorgan einer Testosteronsubstitution ist vor allem die Prostata. Die Aktivierung eines bereits latent vorhandenen, aber klinisch stummen Prostatakarzinoms ist nicht auszuschließen. Engmaschige Kontrollen der Prostata sind unabdingbar.

5.4. Schwellkörperautoinjektionstherapie (SKAT)

Die intracavernöse Injektionstherapie mit vasoaktiven Substanzen wurde erstmals im Jahre 1982 vorgestellt (Virag 1982). Damals wurde hauptsächlich Papaverin verwendet - heute wird fast ausschließlich Prostaglandin E_1 eingesetzt. Ähnlich wie der Prostaglandin E_1-Testung im Rahmen der Dopplersonographie kann der Patient die Injektionstechnik lernen und zu Hause vor einem geplanten Geschlechtsverkehr selbständig durchführen (Abb. 5.5). Voraussetzung sind ein kooperationsfähiger Patient und ein erreichbarer ärztlicher Ansprechpartner. Die Dosisfindung bzw. Testung findet in der Regel in der Praxis eines spezialisierten Urologen/Andrologen statt (6, 30, 148). Beachtet werden muss, dass in häuslicher Umgebung häufig eine niedrigere Dosis als in der Praxis benötigt wird, um eine rigide Erektion zu erreichen. Die Industrie hat sehr praktikable Komplettsysteme (Caverject®, Viridal®) entwickelt, die eine individuelle Dosiseinstellung erlauben und nach kurzer Einweisung von den meisten Patienten gut gehandhabt werden. Der Patient sollte höchstens 2-3 Injektionen pro Woche durchführen. Eine Nachinjektion am gleichen Tag ist zu vermeiden (116, 136).

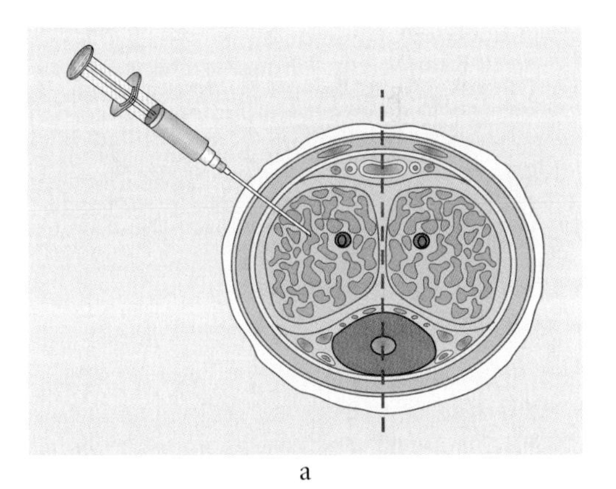

a

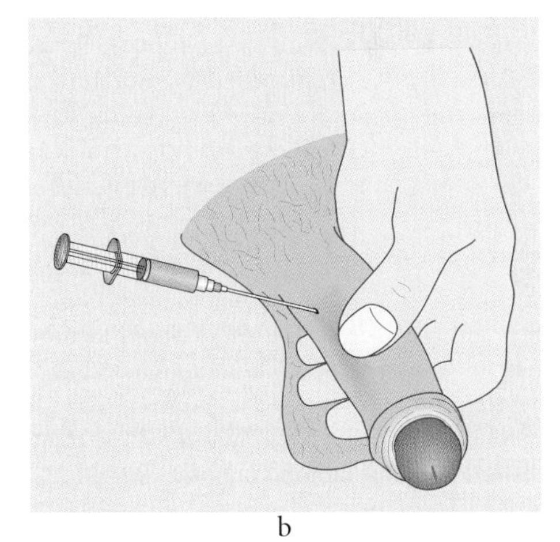

b

Abb. 5.5a+b: Intracavernöse Injektion von vasoaktiven Substanzen.

Die Standarddosierung von Prostaglandin E_1 beträgt 5-20 µg (in Ausnahmefällen bis 40 µg). Die Anfangsdosis beträgt in der Regel 10 µg Prostaglandin E_1. Die Effektivität beträgt über alle Patienten ca. 60-70 %. Es ist mit schmerzhaften Sensationen nach Injektion bei ca. 20 % aller Patienten zu rechnen, die jedoch nach mehrmaliger Injektion eher abnehmen. Höhere intracavernöse Dosierungen als 40 µg Prostaglandin E_1 sind zu vermeiden, da auf Grund der vasodilatorischen Eigenschaften systemische klinische Nebenwirkungen wie Schwindel, Blutdruckabfälle und Synkopen gehäuft auftreten. Bei ungenügender Wirksamkeit von Prostaglandin E_1 ist die Kombination von Papaverin und Phentolamin-Gemischen (Androskat®) möglich. Die Substanz muss in Deutschland importiert werden. Die Androskat®-Lösung wird in der Regel in 2 ml Ampullen in einem Mischungsverhältnis von 15 mg Papaverin/ml und 0,5 mg Phentolamin/ml vertrieben. Das Priapismus-Risiko ist jedoch höher als bei Prostaglandin E_1. Jeder Patient muss über Risiken und mögliche Nebenwirkungen einer SKAT-Therapie aufgeklärt werden (103).

- Prolongierte Erektion (ca. 5 %)
- Schwellkörperfibrose (ca. 3 %)
- Schmerzen (ca. 10-20 %)
- Subkutane Hämatome (ca. 5 %)
- Infektion (< 1 %)

Nach mehrjähriger regelmäßiger Anwendung einer SKAT-Therapie kann es zu lokalen Fibrosen oder Vernarbungen kommen. In der Regel kommt eine SKAT-Therapie nur bei Nichtansprechen einer oralen Pharmakotherapie in Frage. Im Zeitalter der PDE5-Inhibitoren werden noch ca. 10 % aller Patienten mit ED auf SKAT eingestellt. Diese Prozentsatz ist über die letzten 3-5 Jahre gleich geblieben.

Eine Restfunktion der glattmuskulären Elemente muss auch bei der SKAT-Therapie vorhanden sein. Die meisten Patienten rekrutieren sich nach radikaler Beckenchirurgie (radikale Prostatektomie, Rektumamputation, radikale Zystektomie) bei denen eine Läsion der neurovaskulären periprostatischen Bündel oder des parasympathischen Plexus hypogastricus besteht. Bei diesem Patientengut stellt die SKAT-Therapie eine gute Möglichkeit dar, fast spontane Erektion auszulösen. Eine SKAT-Therapie erreicht nach Abschluss der Einstellungsphase ebenfalls hohe Zufriedenheitsraten bei Patient und Partnerin.

SKAT-Therapie Kurzprofil	
Vorteile	Nachteile
• Anwendung bei Bedarf • Klinische Langzeiterfahrung • Gute Wirksamkeit • Auch nach Beckenchirurgie gut wirksam • Unabhängig von der Ätiologie der ED	• Invasives Verfahren • Risiko prolongierte Erektion • Lokale Schmerzen, Hämatome, Fibrose • Fehlende Standardisierung • Hohe Kosten

Tab. 5.10: SKAT-Therapie Kurzprofil.

5.5. Vakuumpumpen

Vakuumerektionshilfen sorgen mit Hilfe eines Glas- oder Plastikzylinders, in den der Penis eingeführt wird, durch Absaugen der Luft für ein Vakuum. Der Unterdruck führt zu einem verstärkten venösen Blutzufluss in die Schwellkörper und damit zu einer Erektion. Ist der Penis ausreichend erigiert, wird zuerst an der Peniswurzel ein Tourniquet (z.B. ein Gummiring) übergestreift, der einen Blutabfluss verhindert, und dann der Zylinder entfernt (Abb. 5.6) (79). Somit lässt sich ein venöses "Bluttrapping" erreichen. Nach dem Geschlechtsverkehr wird der Gummiring wieder abgenommen und der Penis erschlafft. Der Konstriktionsring sollte nicht länger als 30-45 Minuten am Penis angelegt bleiben, da es sonst zu Schädigungen des Schwellkörpers kommt.

Vakuumpumpen stellen eine Alternative zur Behandlung einer erektilen Dysfunktion dar, wenn eine orale Pharmakotherapie oder SKAT-Therapie versagt oder aufgrund spezifischer Begleiterkrankungen nicht möglich sind. Die Therapie bedarf des Zusammenspiels beider Partner und weist eine "gewissen" technischen Aspekt auf. Insgesamt ist die Vakuumtherapie nebenwirkungsarm. Unbedingt sinnvoll ist ein regelmäßiges Entfernen aller Haare im Bereich des Penis/Skrotums, da das Auf- und Abstreifen des Konstriktionsringes ansonsten schmerzhaft ist. Die häufigsten Nebenwirkungen sind lokaler Natur.

- Schmerzen im Bereich des Konstriktionsringes (ca. 20-40 %)

- Kleinere subkutane Hämatome (ca. 25 %)
- Ungenügende Rigidität (ca. 30 %)
- Schmerzhafte Ejakulation (ca. 10 %) - je nach Grunderkrankung
- Kältegefühl, Gefühlsverlust (ca. 15 %)

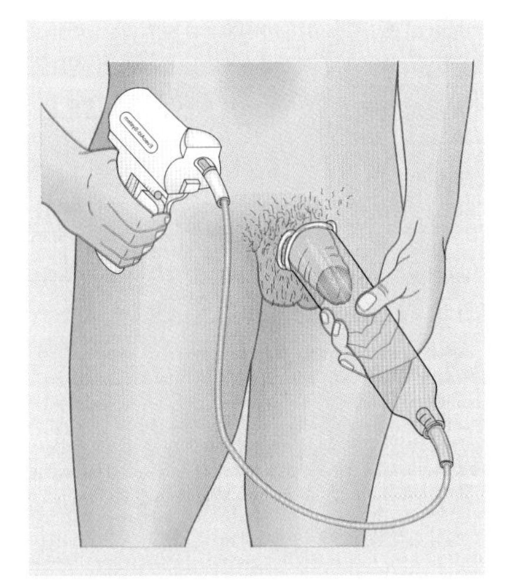

Abb. 5.6: Vakuumtherapie.

Vakuumtherapie-Kurzprofil	
Vorteile	Nachteile
• Anwendung bei Bedarf • Keine systemischen Nebenwirkungen • Kosten • Unabhängig von der Ätiologie der ED	• Unhandlich, technisch, unnatürlich • Kältegefühl, Schlechte Rigidität • Lokale Petechien, Hämatome • Genitalrasur sinnvoll

Tab. 5.11: Vakuumtherapie-Kurzprofil.

Nach eigenen Erfahrungen handelt es sich um ein Verfahren, welches von den Patienten zwar primär angenommen, jedoch rasch nicht mehr angewandt wird und in Schlafzimmerschränken ein einsames Dasein fristet. Interessant ist, das die meisten Kostenträger die vermeintliche günstige "Einmalanschaffung" eines Vakuumerektionssystems erstatten. Die Kosten betragen je nach System ca. 200-450 Euro. Eine Kontrolle der Anwendung oder des "Erfolgs" findet in der Regel nicht statt.

5.6. Schwellkörperimplantate

Schwellkörperimplantate werden in die Schwellkörper des Penis eingesetzt und ermöglichen eine willkürliche künstliche Versteifung des Gliedes. Diese technisch ausgereiften Implantate kommen für die Minderheit von Männern mit Erektionsstörungen in Betracht, bei denen alle anderen Therapieoptionen nicht zum Erfolg geführt haben. Aktueller Stand der Technik sind dreiteilige hydraulische Implantate, wobei die Implantationstechnik standardisiert und ebenfalls ausgereift ist (24, 119, 155).

Bei hydraulischen Implantaten wird mit einer Pumpe, die in den Hodensack eingesetzt ist, Flüssigkeit in einen künstlichen Schwellkörper gepumpt, bis der Penis rigide ist (Abb. 5.7). Auf diese Weise lässt sich ein natürlicher Erektionsablauf nachahmen. Die prothetische Versorgung mittels Implantate ist bei richtiger Indikationsstellung sowie Aufklärung von Patienten und Partnerin mit einer hohen Akzeptanz und Zufriedenheit verbunden (24, 25). Implantate zeigen kaum einen Verschleiß und sind auch nach Jahren noch funktionstüchtig und effektiv. Der äußere kosmetische Aspekt ist unauffällig, d.h. es ist nicht erkennbar, ob ein Patient Implantatträger ist. Dennoch bestehen die klassischen Risiken wie Protheseninfektion (5 %), Implantatdysfunktion (5-10 %) und allgemeine OP-Komplikationen (< 3 %) (119). In der Regel ist bei einer Implantatkomplikation eine operative Revision notwendig.

Die Kosten für ein Implantat liegen sehr hoch (ca. 6000-6500 Euro) und werden in der Regel nicht vollständig durch die Krankenhauskostenpauschale (DRG) gedeckt, sofern kein gesondertes Budget mit den Kostenträgern verhandelt wurde. Dies bedeutet in der Praxis, dass in Deutschland nur sehr restriktiv Implantate verwendet werden. Für einige Krankenhäuser werden im Rahmen eines Zusatzbudgets von den Kostenträgern eine gewisse Anzahl von Implantaten pro Jahr bewilligt. Die penile Implantatchirurgie fristet aus diesem Grund in Deutschland, obwohl technisch ausgereift und bei richtiger Indikationsstellung hochgradig effektiv, ein Schattendasein (24).

Die Indikation für ein Schwellkörperimplantat nach Ausschöpfung aller nichtoperativen Therapiemaßnahmen obliegt nur dem spezialisierten Urologen/Andrologen.

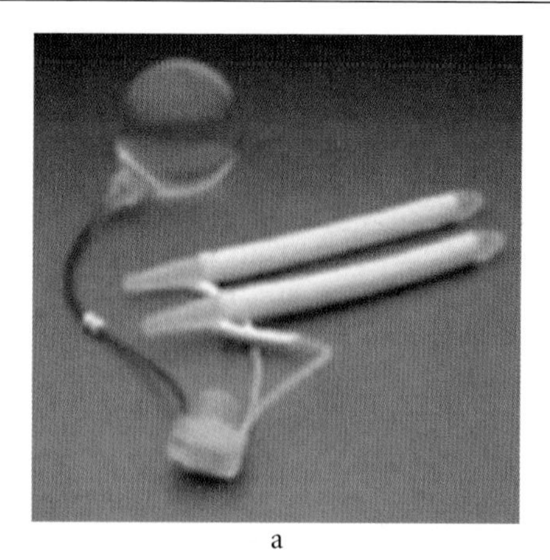

a

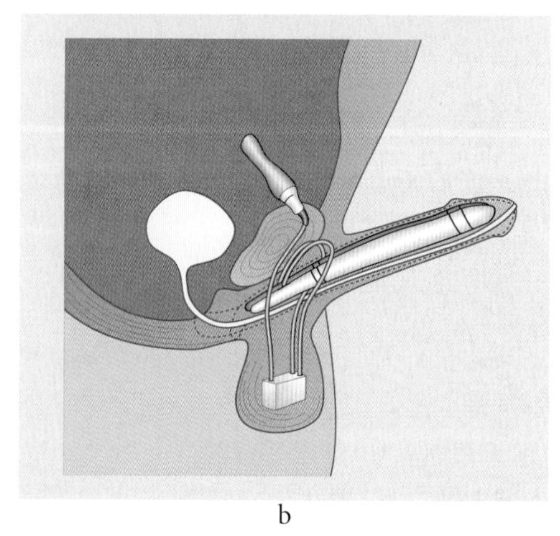

b

Abb. 5.7a+b: Penile hydraulische Implantate.

Penisimplantat-Kurzprofil	
Vorteile	Nachteile
• Individuelle Anwendung bei Bedarf • Gute Kosmetik • Keine systemischen Nebenwirkungen • Bedarfsgerechte Dauerlösung • Hohe Zufriedenheitsraten • Unabhängig von der Ätiologie der ED	• Irreversibel - Corpus cavernosum Ersatz • Stationärer Aufenthalt • OP-Risiken • Komplikationen, Infektion, Dysfunktion • "Unnatürliche" Erektion • Kosten

Tab. 5.12: Penisimplantat-Kurzprofil.

5.7. Penile Revaskularisationsoperationen

Seit mehr als 30 Jahren ist die Bedeutung iliakaler Gefäßobstruktionen in der Genese der erektilen Dysfunktion bekannt. Während die Rekonstruktion der großen Beckengefäße eine Aufgabe der Gefäßchirurgie darstellt, haben sich in der Urologie mikrochirurgische Operationstechniken entwickelt, die das Ziel haben, den arteriell-penilen Blutstrom zu erhöhen (z.B. Verfahren nach Hauri). Als Donorgefäß aller etablierten penilen Revaskularisationsverfahren dient die A.epigastrica inferior, die auch bei einer allgemeinen Arteriosklerose nur selten degenerative Veränderungen aufweist (Abb. 5.8). Intra- und postoperative Studien über die Physiologie der Revaskularisationschirurgie liegen nur in begrenztem Umfang vor (160).

Der Verlust der Erektionsfähigkeit kann vielfältige Ursachen haben, wobei vaskuläre Störungen mit 60 % den Hauptteil ausmachen. Die Behandlung einer vaskulärbedingten ED stützt sich mittlerweile auf orale und urethral applizierbare Medikamente, die intrakavernöse Injektionstherapie, Erektionshilfesysteme, die Prothesenchirurgie und penile Revaskularisationsverfahren. Mikrochirurgische Operationsmethoden erlauben als penile Revaskularisationen den Ansatz zu einer kausalen Therapie in den Fällen, in denen eine isolierte arterielle Genese der Erektionsstörung nachgewiesen werden konnte. Verschiedene Modifikationen wurden entwickelt, um eine vermehrte Perfusion des Schwellkörpersystems zu erreichen. Sinnvoll kann eine Revaskularisationsoperation sein, wenn folgende Selektionskriterien vorliegen (160):

- PDE5-Inhibitoren Nonresponder
- SKAT-Nonresponder
- Patientenalter < 55 Jahre
- Weniger als zwei Risikofaktoren (z.B. Diabetes mellitus, schwere Hyperlipoproteinämie)
- Ausschluss einer Schwellkörperinsuffizienz
- Nachgewiesene isolierte Stenose der A. pudenda intema

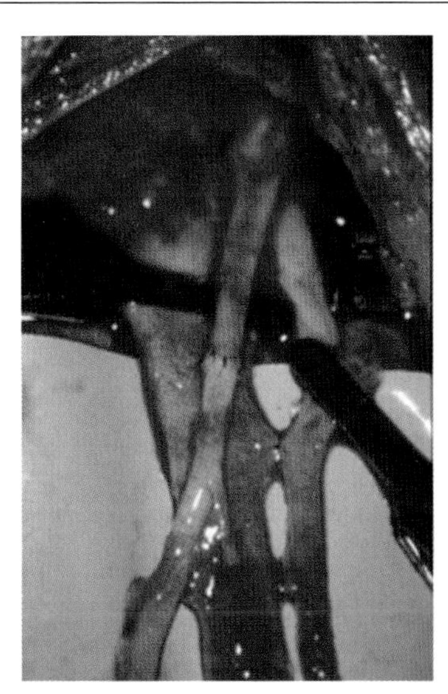

Abb. 5.8: Gefäßanastomosen in der Modifikation nach Hauri im dorsalen penilen neurovaskulären Bündel.

Die erwähnten Prognosefaktoren treffen nur auf eine kleine Patientengruppe zu, wie z.B. junge Männer mit einer dysplastischen Gefäßanlage bei primärer Impotenz. Eine isolierte Stenose der A. pudenda interna ohne ausgeprägte Schädigung der glatten Schwellkörpermuskulatur als Ursache einer sekundären Erektionsstörung ist sehr selten. Dadurch wurde die Indikation zu einer Revaskularisationoperation in den Zentren, die sich auch weiterhin mit diesem Therapieverfahren beschäftigen, in den letzten Jahren kaum mehr gestellt. Ist es nämlich aufgrund bestehender Risikofaktoren bereits zum Untergang glattmuskulärer Zellverbände in den Schwellkörpern gekommen, und konsekutiv die Relaxationsfähigkeit des erektilen Gewebes verloren gegangen, können rekonstruktive Eingriffe am penilen Gefäßsystem keine Verbesserung der Erektionsfähigkeit bewirken. Die in der Literatur angegebenen Erfolgsraten, die überwiegend auf der Auswertung subjektiver Parameter basieren, schwanken zwischen 33 und 100 %. Zusammengefasst darf festgestellt werden, dass operative penile Revaskularisationen seit einigen Jahren keine Rolle bei der Behandlung einer erektilen Dysfunktion spielen.

> Penile Revaskularisationsoperationen spielen für die Behandlung einer ED zur Zeit keine Rolle.

5.8. Erstattung einer medikamentösen ED-Therapie

Das Thema der Erstattung von Medikamenten insbesondere PDE5-Inhibitoren durch die Kostenträger wird seit Jahren kontrovers geführt. Seit dem Jahr 2004 besteht insofern Klarheit, als dass eine medikamentöse ED-Therapie sei es durch PDE5-Inhibitoren, MUSE oder SKAT im Rahmen der gesetzlichen Krankenversicherung nicht erstattungspflichtig ist. Dabei spielt keine Rolle, ob die ED bei einem berufstätigen 30jährigen Typ I Diabetiker oder altersassoziiert bei 70jährigen Rentner auftritt. Die GKV erstattet somit grundsätzlich keine medikamentöse ED-Therapie.

Dies ist insofern problematisch, da es sich bei einer Reihe von Erektionsstörungen um einen krankheitsbedingten altersunabhängigen Verlust von Lebensqualität handelt, der eindeutig und kausal mit einer unverschuldeten Grunderkrankung zusammenhängt. Beispiele sind der juvenile Diabetes mellitus, Querschnittslähmungen, multiple Sklerose, Morbus Parkinson etc.

Noch deutlicher ist dies bei der iatrogen verursachten ED nach radikaler Beckenchirurgie (z.B. radikale Prostatektomie).

> Die GKV erstattet zur Zeit grundsätzlich keine medikamentöse ED-Therapie - unabhängig von der Genese der Erektionsstörung.

Bei den Privatkassen oder bei beihilfefähigen Patienten kann eine komplette oder partielle Erstattung im Einzelfall stattfinden. Die Kostenproblematik einer medikamentösen ED-Therapie ist unbedingt vor der Rezeptierung mit dem Patienten zu besprechen.

Besteht eine ED aufgrund eines Berufsunfalls oder ist eine Unfallversicherung Kostenträger (z.B Querschnittpatienten nach Arbeits-, Sportunfall), kann im Einzelfall nach gutachterlicher Stellungnahme eine Erstattung der Kosten einer medikamentösen ED-Therapie erfolgen. Entscheidend ist dabei, dass im Rahmen der gutachterlichen Stellungnahme der ursächliche Zusammenhang von Unfall und Erektionsstörung bestätigt wird bzw. eindeutig ist (z.B. ED nach Beckenfraktur) (13). Diese gutachterliche Stellungnahme kann je nach Unfall jeder versierte Arzt/Ärztin durchführen.

5.9. Sexualtherapie

Trotz der Erfolge der medikamentösen Therapie von Erektionsstörungen hat die Sexualtherapie auch weiterhin bei einem Teil der Patienten einen Stellenwert. Insbesondere sind psychogene Erektionsstörungen, die aus der Paarsituation heraus entstehen, eindeutig eine Domäne von sexualtherapeutischen Verfahren. Die moderne Sexualtherapie ist in der Regel symptomzentriert, erfahrungsorientiert und paarorientiert. Neben verhaltenstherapeutischen Therapien haben in Einzelfällen auch aufdeckende analytische Verfahren bei intrapsychischen Konflikten einen Sinn. Die Konzepte sind hier seit mehreren Jahrzehnten gut bewährt (46). In der Praxis ist eine Sexualtherapie als Primärtherapie angezeigt, wenn die Erektionsstörung erkennbar auf psychosozialen und paarbezogenen Ursachen beruht. Die Strategien gehen zum Teil auf Masters und Johnson zurück.

Nach diagnostischen und aufklärenden Einzelgesprächen erfolgen mehrere Therapiesitzungen, in denen ineinander aufbauend Verhaltensübungen (Sensualitätstraining) dem Paar als "Hausaufgaben" mitgegeben und die Erfahrungen gesondert besprochen werden. Diese Strategie ermöglicht es, dass sich als angenehm und erotisch erlebte Körperkontakte entwickeln und es stufenweise zum Aufbau einer für beide Partner erfolgreichen Sexualität kommt. Häufig ist eine medikamentöse Kombinationstherapie mit PDE5-Inhibitoren sinnvoll. Die Gesamttherapie benötigt aus naheliegenden Gründen Zeiträume von mehreren Monaten.

Die individuelle Kenntnis der Situation des Patienten und eine regelmäßige Kontrolle ist Voraussetzung für die Einleitung einer Sexualtherapie. Die psychologischen Interventionsstufen sind in dem PLISSIT-Modell (Tab. 5.13) nach Annon zusammengefasst (54).

Psychologische Interventionsstufen (PLISSIT)
1. Permission - Erlaubnis geben (z.B. zu Selbstbefriedigung in der Beziehung oder Sexualität im Alter)
2. Limited Infomation - Sexualaufklärung, Physiologie ectc.
3. Specific Suggestions - konkrete Vorschläge machen (z.B. sexuelle Kommunikation, klare Verbalisierung)
4. Intensive Therapy - Sexual- und Paartherapie

Tab. 5.13: PLISSIT-Modell - Sexualtherapie.

Wünschenswert wäre eine sexualtherapeutische Begleitung der Patienten oder besser des Paars im Rahmen der Behandlung von schweren Erektionsstörungen nach Schwellkörperimplantation oder kombinierter medikamentöser Behandlung (z.B. Hormontherapie + PDE5-Inhibitoren) (20).

> Eine Sexualtherapie ist vor allem bei psychogener ED, die durch psychosoziale und paarbezogene Ursachen ausgelöst wird, sinnvoll.

In der Regel scheitert eine begleitende Sexualtherapie an einer völlig unzureichenden Versorgungssituation mit erfahrenen Sexualtherapeuten. Nicht selten erfolgen Terminvergaben mit Wartezeiten von mehr als 3 Monaten. Dies gilt vor allem für den ländlichen Raum. Für die tägliche Arbeit empfiehlt es sich, wenn möglich, einen sexualtherapeutischen Ansprechpartner in erreichbarer Nähe zu suchen und regelmäßige interdisziplinäre Fallbesprechungen durchzuführen. In der Standardtherapie der primär organisch bedingten erektilen Dysfunktion leichten oder mittleren Schweregrads (ca. 60-80 % aller Patienten) hat die Sexualtherapie in der täglichen Praxis keinen Stellenwert.

> Die Versorgungssituation mit Sexualtherapeuten ist in Deutschland völlig unzureichend - auch wenn eine Sexualtherapie bei den meisten Patienten mit ED nicht notwendig ist.

Prävention der erektilen Dysfunktion

6. Prävention der erektilen Dysfunktion

Die erektile Dysfunktion ist mit ihrer Prävalenz von ca. 19 % über alle Altersgruppen mit der KHK vergleichbar (23). Die Risikofaktoren beider Erkrankungen sind weitgehend identisch und der Nutzen präventiver Maßnahmen ist für die KHK gut belegt (1). Daraus resultiert die Hypothese, dass bezüglich präventiver Ansätze für die ED ebenfalls Analogien zur KHK vorhanden sein müssten. Diese auf den ersten Blick scheinbar banale Schlussfolgerung beinhaltet jedoch bei näherem Hinsehen weitreichende Konsequenzen, die im folgenden kurz erläutert werden sollen.

6.1. Gezieltes Schwellkörpertraining

Körperliches Training hat für die Primär- und Sekundärprävention bei der KHK einen hohen Stellenwert. Die Sauerstoffversorgung des Herzmuskels ist dabei von besonderer Bedeutung. Dies gilt für den penilen Schwellkörper in identischer Weise. Eine gute Oxygenierung des Penisschwellkörpers wird einerseits bei sexueller Erregung und andererseits während der REM-Phasen des Schlafes erreicht. Männer haben drei bis vier erektile Episoden während der Nacht und erreichen eine gute Oxygenierung der Corpora cavernosa für 1,5 bis 3 Stunden. Diese Erektionsphasen nehmen im Laufe des Alters an Frequenz und Dauer ab. Während einer Tumeszenz oder sexuellen Aktivität steigt die arterielle penile Durchblutung und der pO_2 von 25-40 mmHg auf 90-100 mmHg. Hierbei ist entscheidend, dass bei niedrigem pO_2 das Wachstum von glattmuskulären Elementen im CC gehemmt und die Synthese von Kollagen und Bindegewebe induziert wird. Bei hohem pO_2 kommt es zu einer Zunahme der eNOS-Aktivität und Hemmung der Kollagen- und Bindegewebssynthese. Dies erklärt u.a. die Abnahme der penilen Gewebscompliance und die Verkürzung des Penis durch die zunehmende Fibrosierung im Laufe des Alterungsprozesses (129, 130, 131).

Durch spezifisches körperliches Intervalltraining, wie beispielsweise am Liegefahrrad oder beim Training an der Beinpresse konnte gezeigt werden, dass ein sogenanntes "Steal-Phänomen" an Penis induziert wird, was nach der körperlichen Belastung zu einer kompensatorischen Durchblutungssteigerung und Hyperoxygenierung des CC führt. Sommer et al. konnten durch mehrere kontrollierte Studien belegen, dass ein gezieltes Training der Beckenbodenmuskulatur über einen längeren Zeitraum (VigorRobic®) eine Verbesserung der Erektionsfähigkeit bewirkt. Neben der Erektionsfähigkeit, die über Fragebögen (IIEF) evaluiert wurde, zeigte sich gut messbar eine Steigerung des systolischen Spitzenflusses in den tiefen penilen Arterien durch ein gezieltes Training (Abb. 6.1). Weiterhin konnte ein Training der teilweise willkürlich innervierten ischiokavernösen Muskulatur, die den Schwellkörper umhüllt, die Venookklusion während der Erektion verstärken und somit die Rigidität erhöhen.

Die Abnahme der Rigidität stellt in der Regel das vom Patienten am frühesten wahrgenommene Symptom einer beginnenden Erektionsstörung dar. Damit werden durch ein gezieltes körperliches Training nicht nur der arterielle Zufluss, sondern auch die Drosselung des venösen Abflusses erhöht, was bedeutet, dass beide wesentlichen pathophysiologischen Ursachen einer Erektionsstörung beeinflusst werden. Ein "Erektionstraining" war dabei sowohl bei bereits vorhandener Erektionsschwäche in Hinblick auf eine Heilung als auch präventiv, d.h. bei noch ungestörter Erektionsfähigkeit, aber vorhandenen Risikofaktoren, effektiv. Die Trainingsdauern mit der Durchführung von regelmäßigen Übungen betrugen in den Studien jedoch mindestens 6-12 Monate, was eine erhebliche Compliance der Patienten voraussetzt und in der klinischen Praxis ein Problem darstellt.

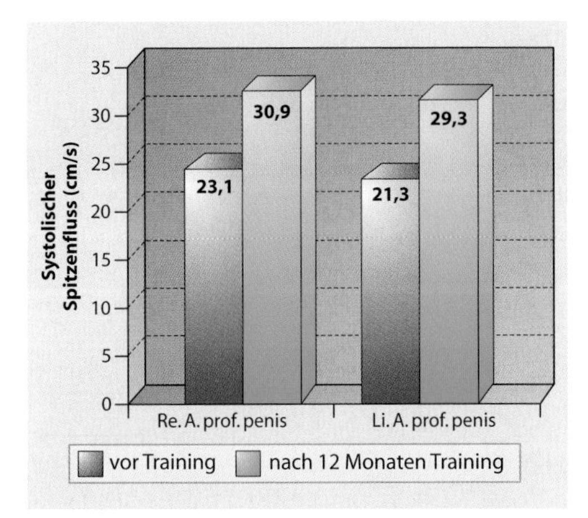

Abb. 6.1: Veränderung des systolischen Spitzenflusses der tiefen Schwellkörperarterien während eines gezielten Training über 12 Monate (Sommer et al. 2004).

Damit hängt der Erhalt der Erektionsfähigkeit und die Prävention einer erektilen Dysfunktion u.a. von der Häufigkeit der erektilen Episoden selbst ab. Eine Tatsache, die auch in anderen Organsystemen bekannt ist (Herz, Lunge, Gehirn).

> Gezieltes Training des Beckenbodens verbessert die Schwellkörperfunktion.

6.2. Chemoprävention nach Beckenchirurgie

Die Möglichkeit einer Prävention von Erektionsstörungen wird besonders wichtig nach operativen Eingriffen im kleinen Becken. Hier ist insbesondere die radikale Prostatektomie zu nennen, die trotz operativen Nerverhalt der neurovaskulären Bündel ("nerve sparing") mit einer ca. 50-60 % postoperativen erektilen Dysfunktion einhergeht. Ähnliches gilt für Rektumresektionen. Der Schädigungsmechanismus der erektilen Funktion beruht zum einem auf der immer vorhandenen direkten Schädigung der nervalen Strukturen und auf der in der Regel anhaltende sexuelle Inaktivität für mehrere Monate nach einem größeren Beckeneingriff. Damit wäre in Hinblick auf die erektile Funktion neben einem möglichst nervschonenden operativen Vorgehen auch eine möglichst frühe Stimulation des CC wichtig (29).

Die neueren Empfehlungen betonen daher die Bedeutung einer regelmäßigen Stimulation der glattmuskulären Elemente im Schwellkörper möglichst frühzeitig nach dem operativen Eingriff (86, 87). Konkret bedeutet dies, dass entweder mit der regelmäßigen Einnahme von niedrig dosierten PDE5-Inhibitoren oder einer regelmäßigen intracavernösen Prostaglandininjektion (3x wöchentlich) Oxygenierungsimpulse gesetzt werden, um die glattmuskuläre Funktion des CC möglichst zu erhalten (124). Die abendliche Einnahme eines PDE5-Inhibitors (ca. 25-50 % der Maximaldosierung) soll die nächtlichen physiologischen Tumeszenzen verstärken und einer Inaktivitätsfibrosierung vorbeugen (87, 90, 97, 130).

Das elegante Grundkonzept baut dabei auf den nächtlichen Spontanerektionen auf, die quasi durch den PDE5-Inhibitor verstärkt werden. Zur Zeit finden mehrere multizentrische placebokontrollierte Studien statt, die die Hypothese einer Prävention der erektilen Dysfunktion nach "nerve sparing" Prostatektomie an größeren Patientenkollektiven überprüfen (124, 125). Die Ergebnisse sollten im Jahre 2006 zur Verfügung stehen.

In einer kleineren Studie konnte von Padma-Nathan et al. bereits eine erste Bestätigung diese Hypothese erfolgen. Nach 9-monatiger Therapie nach radikaler Prostatektomie zeigten 27 % der Verumgruppe bei regelmäßiger PDE5-Inhibitoren Einnahme (50 oder 100 mg Sildenafil) zufriedenstellende Spontanerektionen im Vergleich von nur 4 % aus der Placebogruppe (97). Erste Studien zeigen zudem einen positiven Effekt einer regelmäßigen PDE5-Inhibitoreneinnahme auf andere Gefäßgebiete (28).

> Nach großen nerverhaltenden beckenchirurgischen Eingriffen ist eine Chemoprävention der erektilen Dysfunktion durch regelmäßige abendliche PDE5-Inhibitoren-Einnahme wahrscheinlich sinnvoll.

In der klinischen Praxis ist die Frage der Kostenerstattung problematisch, da PDE5-Inhibitoren von den Kostenträgern zur Zeit unabhängig von der Grunderkrankung oder Genese der Erektionsstörung nicht übernommen werden und eine regelmäßige "präventive" Einnahme über mehrere Monate entsprechend teuer ist. Nach eigener Erfahrung können die meisten Patienten aus finanziellen Gründen einer solchen Empfehlung längerfristig nicht folgen.

Männergesundheit

7. Männergesundheit

Die großen Fortschritte im Bereich der Diagnostik und Grundlagenforschung in den letzten 10 Jahren zur erektilen Dysfunktion zeigen exemplarisch an einem “kleinem Gesundheitsproblem” die Notwendigkeit einer interdisziplinären geschlechtsspezifischen Forschung. Dabei hat sich ein Wandel der Betrachtungsweise von einer fast ausschließlich psychogenen zu einer organisch dominierten multifaktoriellen Ätiologie vollzogen.

Wir sind mitten in eine neuen Ära in der pharmako-medizintechnischen Entwicklung. Die erektile Dysfunktion ist nur ein Paradebeispiel. Immer mehr wird es möglich, degenerative Alterungsprozesse, die früher als selbstverständlich hingenommen wurden, medikamentös oder apparativtechnisch zu beeinflussen. Neben der erektilen Dysfunktion lassen sich auch die androgenetische Alopezie, Infertilität, Muskelabbau, Hautalterung oder der altersassoziierter Hypogonadismus als Beispiele nennen (70, 71). In der Gesellschaft besteht trotz gegenteiliger Lippenbekenntnisse ein Bedürfnis den Alterungsprozess zu leugnen und soweit möglich zu kaschieren. Dies gilt auch, wenn keine eigentlichen Beschwerden oder definiertes Krankheitsbild bestehen. Die Pharmaindustrie und eine Reihe von medizinischen Dienstleistern haben sich in einer alternden Gesellschaft auf diese Bedürfnisse eingestellt und Begriffe wie “lifestyle und wellness” geprägt. Für heutige 60-70jährige Männer ist soziale Attraktivität zu Recht ein Element von Lebensqualität, wobei eine gesunde Sexualität selbstverständlich mit dazugehört.

Kennzeichnend für die Industrienationen sind eine gestiegene Lebenserwartung, aber auch eine Erhöhung der Altersmorbidität. Dabei ist interessant, dass erhebliche geschlechtsspezifische Unterschiede existieren. Der aktuelle Lebenserwartungsunterschied zwischen Männern und Frauen nach den amtlichen Statistiken des Jahres 2004 beträgt ca. 6,5 Jahre. Vor allem in den Bereichen der kardiovaskulären Mortalität, der Onkologie des späten Erwachsenenalters und der verhaltensspezifischen Mortalität stellen Männer das benachteiligte Geschlecht dar (71, 139).

Ein geschlechtsspezifischer Lebenserwartungsunterschied zu Ungunsten der Männer lässt sich für fast alle Nationen nachweisen und ist besonders bei den westlichen Industrienationen bei hoher Gesamtlebenserwartung ausgeprägt. Interessant ist die Tatsache, dass, obwohl die geschlechtsspezifischen Lebenserwartungsunterschiede sehr auffällig und seit langem bekannt sind, wenig Anstrengungen unternommen wurden, diese Unterschiede interdisziplinär wissenschaftlich zu untersuchen. Die bisherigen Untersuchungen beschränken sich zumeist auf einzelne Krankheitsbilder bzw. Altersgruppen. Entscheidend ist, dass die geschlechtsspezifische Mortalitäten stark mit dem Alter variieren. Dies gilt insbesondere für die Altersgruppen der unter 50jährigen. So sind Männer für verhaltensbezogene Mortalitäten (z.B. Straßenverkehr) in der Altersklasse der jungen Erwachsenen besonders vulnerabel. Im reifen Erwachsenenalter nach dem 50. Lebensjahr dominieren Herzkreislauferkrankungen für Mortalitätsbetrachtungen (157). Ab dem 75. Lebensjahr gleichen sich die Mortalitätsziffern von Männern und Frauen für die meisten Erkrankungen an, wobei sich für die höheren Altersklassen ein deutlicher “Frauenüberschuss” (2:1) manifestiert hat. Es existieren eine Reihe von Hinweisen, dass die Basis des geschlechtsspezifischen Lebenserwartungsunterschiedes in der Jugend, d.h. deutlich vor dem 30. Lebensjahr gelegt wird. Dies unterstreicht die Hypothese eines hohen genetischen oder genetisch assoziierten Einflusses auf die Lebenserwartung bzw. Mortalität, der durch verhaltens- und umweltbezogene Einflüsse modifiziert wird (138, 139).

7.1. Männlicher Lebensstil und Genetik

Es ist gut belegt, dass männliche Verhaltensweisen häufig riskant und gesundheitsschädigend sind. Ernährungs- und Suchtverhalten sind nur zwei Beispiele. Es gibt epidemiologisch eindeutige Belege für männliches Risikoverhalten. So sind Männer hinsichtlich des Body mass Index (BMI) als Bezugsgröße in fast allen Altersklassen adipöser (Tab. 7.1). “Frauen reden über Diäten - Männer sind dick.”

Die alleinige verhaltensbezogene Argumentation für die höhere Mortalität von 50-70jährigen Männern greift zu kurz, auch wenn falsches Ess- und

Altersklasse	Männer		Frauen	
	Mittl. BMI	BMI > 30 in %	Mittl. BMI	BMI > 30 in %
20-25	23,4	3,5	21,9	3,4
25-30	24,5	5,9	22,7	5,6
30-35	25,2	7,9	23,2	6,5
35-40	25,6	9,8	23,7	7,8
40-45	26,1	12,9	24,2	10,1
45-50	26,6	15,3	24,9	11,8
50-55	26,8	16,5	25,4	14,1
55-60	26,8	16,5	25,6	14,7
60-65	27,1	18,0	26,2	19,1
65-70	27,1	18,7	26,0	15,9
75 und mehr	25,6	9,3	24,7	9,6

Tab. 7.1: Geschlechtsspezifische BMI-Verteilung (Statistisches Bundesamt 2001).

Bewegungsverhalten wichtige Faktoren sind. So kann der verhaltensbezogene Ansatz nicht die höhere männliche Sterblichkeit bei männlichen Kleinkindern und die späte Angleichung der geschlechtsspezifischen Sterblichkeit bei den Hochbetagten erklären.

Es stellt sich die Frage, in welchem Ausmaß genetisch fixierte Faktoren für die geschlechtsspezifische Mortalität verantwortlich sind? Den genetischen Aspekten kommt für die geschlechtsspezifischen Morbiditäts- und Mortalitätsunterschiede sicher eine entscheidende Bedeutung zu. Ein auffälliger geschlechtsspezifischer Unterschied ist die hormonelle Situation, die letztlich genetisch assoziiert ist (72). Einige Untersuchungen machen einen Einfluss der geschlechtsspezifischen Hormonsituation für Risikoverhalten und bestimmte krankheitsspezifische Mortalitäten wahrscheinlich (20). Gutes Beispiel stellt der Straßenverkehr dar. Hier dominieren die männlichen Verkehrstoten und Unfallverursacher. Frauen sind somit eindeutig die besseren Autofahrer.

Die zum Teil verbittert geführte Kontroverse, ob primär genetische oder primär verhaltensspezifische bzw. soziologische Einflüsse für die geschlechtsspezifischen Morbiditäts- und Mortalitätsunterschiede maßgeblich sind, stellt sich nach dem gegenwärtigen Wissenstand nicht mehr. So ist weitgehend unstrittig, dass die genetisch definierten geschlechtsspezifischen Unterschiede zum wesentlichen Teil hormonell assoziiert sind und sich morphologisch in geschlechtsspezifischen Unterschieden des Gehirns und Herz-Kreislaufsystems manifestieren (z.B. räumliches Denken, sprachliche Assoziation, Endothelfunktion) (157). Daraus resultieren geschlechtsspezifische Verhaltensweisen und Vulnerabilitäten, die indirekt Erkrankungen und vor allem Risikoverhalten (z.B. männliches Imponiergehabe, Raumgreifungstendenz) und bestimmte soziologische Muster (patriarchale Gesellschaftsstruktur) fördern. Diese Hypothese würde erklären, warum eine Änderung von geschlechtsspezifischen Risiko- und Rollenverhalten so schwierig ist, da es quasi teilweise zum biologisch männlichen Programm gehört. Computergestützte Simulationsmodelle für Alterungsprozesse unterstützen diese These und deuten an, dass hormonelle Einflüsse in der Gruppe der jungen männlichen Erwachsenen entscheidend für die verhaltensbezogene Mortalität (z.B. Straßenverkehr, Gewaltdelikte), aber auch für die verhaltensbezogene Altersmorbidität (Herz-Kreislauferkrankungen, Adipositas) sind (139). Dies bedeutet keineswegs, dass Männer ihren Genen ausgeliefert sind. Ziel muss es sein, die geschlechtsspezifische genetische Basis durch eine adäquate Sozialisation in Richtung Gesundheitsprotektion zu beeinflussen. Dies wird durch Untersuchungen belegt, die zeigen, dass geschlechtsspezifische gesundheitliche Primärprävention vor allem in der Altersgruppe der Jugendlichen und Kinder erfolgen muss, wenn sie epidemiologisch wirksam werden soll.

7.2. Soziales Immunsystem und geschlechtsspezifische Lebensqualität

Soziale Netzwerke haben die Funktion individuelle Belastungen der Umwelt abzufedern. In Analogie wird hier auch vom sozialen Immunsystem gesprochen. So ist eindeutig belegt, dass eine fehlende soziale Unterstützung mit einer erhöhten Mortalität korreliert. Die sozialen Netzwerke von Männern sind in der Regel berufsorientiert. Dies bedeutet, dass hier eine höhere Anfälligkeit des sozialen Netzwerkes bei Arbeitsplatzverlust oder Erkrankung besteht. So muss die Bedeutung von sozialen Netzwerken bei älteren Männern für die Morbidität und Mortalität sehr hoch angesetzt werden. Hinweisend hierfür ist die ansteigende Morbidität nach Arbeitsplatzverlust, aber auch nach Beginn des Ruhestandes. Typisch männlich ist die Fixierung auf eine einzelne Bezugsperson - in der Regel die Ehefrau. In die gleiche Richtung deuten Untersuchungen, die zeigen, dass die Ehe einen hohen gesundheitsprotektiven Wert für Männer aufweist. So kommt es nach einem Verlust der Ehefrau zu einem doppelt so hohen Anstieg der Mortalität bei Männern als bei Frauen nach dem Verlust ihres Ehemannes. Emotional geprägte langjährige Beziehungen über die Ehe hinaus sind bei Männern eher selten anzutreffen. Daraus resultiert die These, dass berufsunabhängige soziale Aktivitäten, die in der Regel vereins- und sportorientiert sind, besonders für Männer gesundheitsprotektiv sind und gefördert werden sollen (159).

Eine Schwäche der obigen Betrachtungen zur geschlechtsspezifischen Mortalität liegt in der Betonung der Lebenserwartung. Diese Gewichtung ist kritisch zu hinterfragen. So muss eine höhere Lebenserwartung bei Frauen keinesfalls mit einer höheren Lebensqualität einhergehen. Es ist zudem wahrscheinlich, dass Lebensqualität ausgeprägten geschlechtsspezifischen Einflüssen unterworfen ist, die je nach Lebensalter oder -phase variieren. Einige Untersuchungen deuten darauf hin, dass aktivitätsorientierte männliche Rollenmuster zu einer höheren Zufriedenheit und zu einer subjektiv höheren Lebensqualität führen. Der Preis für die bessere Lebensqualität der Männer wäre dann - salopp formuliert - eine geringere Lebenserwartung. Unterstützt wird diese These dadurch, dass bei vielen Männern die *bewusste* Einstellung "Lieber kurz und gut als länger und schlechter" nachweisbar ist. So sind einige Risikoverhaltensweisen, die einen unmittelbar erlebten Lebensqualitätsgewinn durch Erfolg und Ansehen (z.B. Risikosportarten, Anabolikaabusus etc.) ermöglichen, teilweise zu erklären.

In diesem Zusammenhang ist wesentlich, dass in fast allen bekannten Gesellschaften es einen Zusammenhang zwischen männlichem Habitus und attraktiver Männlichkeit gibt. Mit dieser Ausrichtung auf sozialen Status und Erfolg hängt zusammen, dass Männer dazu neigen, ihren Körper als *Werkzeug* zum Erreichen eines Ziel zu instrumentalisieren. Der Körper muss funktionieren im Beruf, wie im Sport oder in der Sexualität. Daraus erklärt sich, dass rücksichtsloses Verhalten gegenüber dem eigenen Körper bei Männern an der Tagesordnung steht und für Erkrankungen eine mechanistische "Ersatzteilmentalität" vorherrscht. Der entscheidende Unterschied zu Frauen liegt somit darin, dass Männer eine Außensicht zu ihrem Körper aufweisen und Überlastungssignale nicht oder verspätet wahrnehmen, sofern es gilt, ein definiertes Ziel (z.B. Karriere, soziale Macht) zu erreichen.

Doch liegen darin auch Chancen, männliche risikoreiche Verhaltensmuster oder Lifestyle zu ändern. Es ist wenig hilfreich, stets auf die Defizite im männlichen Gesundheitsverhalten hinzuweisen und weibliche Verhaltensmuster als "gesundheitsprotektiv" zu propagieren. Entscheidend ist es, gesellschafltiche Wandlungsprozesse einzuleiten, die bewirken, dass Gesundheit und gesundheitsbewusstes Verhalten bei Männern mit sozialem Status und Karriere *positiv* verknüpft werden. Dann wird sich männliches Verhalten von alleine ohne den erhobenen Zeigefinger ändern. Männlichkeit würde sich dann u.a. in einem höheren Gesundheitsbewusstsein äußern, um z.B. das Ziel "sozialer Aufstieg und Anerkennung" zu erreichen. Die ersten Ansätze lassen sich hier möglicherweise in der Generation der gutsituierten 30-50jährigen Männer erkennen (Fitnesswelle). Der erektilen Dysfunktion kommt eine Schlüsselrolle zu, da der Erhalt oder die Wiederherstellung der "Potenz" für Männer ein Wert an sich und wesentlich mit dem Selbstwertgefühl verknüpft ist, und somit quasi durch die Hintertür gesundheitsprotektives Verhalten induziert werden kann (113).

7.3. Prävention und Männergesundheit

Das Zusammenspiel genetischer und umweltbezogener Risikofaktoren sowie der Sozialisation ist außerordentlich komplex und kaum geklärt. Die geschlechtsspezifischen Betrachtungen von Risikoverhalten und Lebensqualität legen nahe, dass ein gesundheitsbezogener Lebensstil, Aufklärung sowie präventive Interventionen vor allem bei männlichen Individuen vor der Pubertät einsetzen müssen, um für die Mortalität und Morbidität im Laufe des Lebens wirksam zu werden.

Die Beschäftigung mit geschlechtsspezifischem Risikoverhalten bzw. Lebensstil und den daraus resultierenden Konsequenzen für die präventive und kurative Medizin stellt immer noch wissenschaftliches Neuland dar. Klar ist, dass Prävention bei Erwachsenen weniger Einfluss auf die Lebenserwartung aufweist, sondern zu einer gewünschten Kompression der Morbidität führt (Abb. 7.1). Diese Morbiditätskompression wird für die Industrienationen vordringliches gesundheitspolitisches Ziel sein, um die ausufernden Kosten in den Griff zu bekommen.

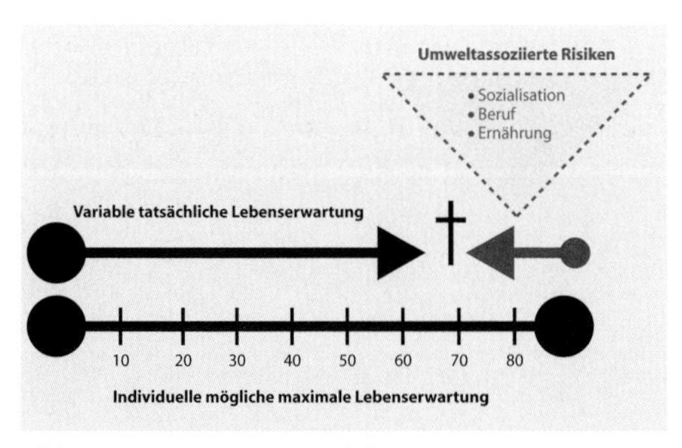

Abb. 7.1: Präventionsmodell.

Interessant ist, dass diese Entwicklung der Körperbezogenheit des "alternden Mannes" vom weiblichen Geschlecht nicht nur positiv beurteilt wird. Während der gepflegte körperbewusste Mann gern gesehen wird, sind die Ansichten bezüglich des Erhalts der Potenz im höheren Alter eher geteilt. So erhielten wir im Rahmen unserer zahlreichen Studien wütende Anrufe von Ehefrauen über die Nutzlosigkeit von solchen Untersuchungen. Auf der anderen Seite gab es auch Zustimmung von Frauen, dass diese Tabuthemen endlich angegangen werden.

Insgesamt war erkennbar, dass zwar die Bedeutung der Lebensqualität im Alter hoch eingeschätzt, jedoch die Verquickung von Sexualität und Lebensqualität im Alter gerne geleugnet wird. Dabei sind die gesundheitsprotektiven und präventiven Wirkungen einer erfüllten Sexualität auch im Alter nicht zu leugnen und ca. 60 % der Männer über 65 Jahre besitzen ein sexuelles Verlangen bzw. sind sexuell aktiv (23, 74, 75). Dennoch stehen viele Menschen dem Erhalt der körperlich bedingten sexuellen Funktionen, die zur Durchführung eines Geschlechtsverkehrs bei Mann und Frau notwendig sind, skeptisch gegenüber. Durch die zukünftigen Möglichkeiten, die körperliche sexuelle Funktionsfähigkeit bei beiden Geschlechtern wirksam medikamentös erhalten zu können, wird der "Sexualität im Alter" ein neuer Stellenwert zukommen. Auch hier ist die Enttabuisierung der erektilen Dysfunktion in der Gesellschaft von entscheidender Bedeutung.

7.4. Frauenbewegung und Männergesundheit

Zum verinnerlichten Selbstbild der meisten Männer gehört es, möglichst lange für die Außenwelt "dynamisch und erfolgreich" zu wirken und gesundheitliche Probleme zu leugnen. Dies gilt auch für ältere und betagte Männer. Andrologische Erkrankungen unterliegen einem Wandel nicht nur in der Therapie, sondern auch ihrer übergeordneten sozialen und gesundheitswissenschaftlichen "Relevanz". Das Prostatakarzinom mit seiner stark steigenden Inzidenz, die erektile Dysfunktion, koronare Herzkrankheit, Miktionsstörungen, Depression und Adipositas des älteren Mannes spielen Schlüsselrollen und weisen zudem eine Reihe von pathophysiologischen Verbindungen und Gemeinsamkeiten auf. Zudem lassen sich die meisten dieser Erkrankungen durch eine geschlechtsspezifische Prävention verhindern oder hinauszögern. Prävention und Gesundheitsförderung und noch mehr eine geschlechtsspezifische Prävention für Männer dürfen in Deutschland als unterentwickelt angesehen werden (70).

Emanzipation und Frauenbewegung haben zweifellos notwendige Veränderungen bei traditionellen Denkmustern bewirkt. Allerdings wurde nicht selten versucht, weibliche Eigenschaften und Denkweisen auf das Männerbild überzustülpen.

Der neue Mann soll einfühlsam, empfindsam und friedliebend sein. Dennoch soll er auch in Gesellschaft, Beruf und Familie seinen "Mann" stehen, denn sonst verliert er an Attraktivität. Er soll quasi einen Teil seiner männlichen Eigenschaften und Verhaltensweisen zur richtigen Zeit ablegen und zu einer anderen Zeit betonen. Diesen Spagat können die meisten Männer nicht leisten. Wir wissen, dass eine Reihe von männlichen Verhaltensmustern zumindest teilweise, neurobiologisch fixiert und durch Umwelteinflüsse vor allem in der Jugend modulierbar sind. Dazu gehören insbesondere gesundheitsschädigendes Ernährungs- und Suchtverhalten. Die simple Forderung nach einer Änderung riskanter Verhaltensmuster alleine mit dem erhobenen Zeigefinger ist jedoch zum Scheitern verurteilt. Die einfache Grundthese, dass weibliche und männliche Denk- und Verhaltensmuster größtenteils Sozialisationprozessen und einer "vernünftigen" Einsicht unterliegen, ist leider falsch und wird tagtäglich widerlegt. Diese These leugnet die morphologisch und neurobiologisch gut dokumentierten geschlechtsspezifischen Unterschiede, die sich natürlich auch in geschlechtspezifischen Verhaltensmustern niederschlagen. Die große Mehrheit der Männer kann und wird daher die Inhalte eines neuen Männerbildes solange nicht akzeptieren, wie typisch männliche Verhaltensvariablen und männerspezifische Erkrankungen ignoriert bzw. tabuisiert werden.

Die Frauenbewegung hat glücklicherweise dafür gesorgt, dass der Gesundheitszustand von Frauen Gegenstand der Forschung und der öffentlichen Diskussion wurde. Insbesondere in den letzten drei Jahrzehnten war die Frauenbewegung wichtiger Impulsgeber für gesellschaftliche und gesundheitsspezifische Wandlungsprozesse.

Das Symptom "Erektile Dysfunktion" erlaubt den Einstieg in eine "Männergesundheits- und Präventionsdiskussion".

Auch in gesundheitsbezogenen Fragestellungen konnten Frauen profitieren. Dies belegen auf der epidemiologischen Ebene der geschlechtsspezifische Lebenserwartungsunterschied von ca. 6,5 Jahren und auf der Individualebene die relativ hohe Akzeptanz von Vorsorge und Prävention beim weiblichen Geschlecht. Beispiele sind das Mammographiescreening oder die fast dreifach höhere Vorsorgeakzeptanz (37 % aller Frauen versus 14 % aller Männer). In diesem Zusammenhang ist kennzeichnend, dass es in einigen Bundesländern und auch auf Bundesebene zwar einen Frauengesundheitsbericht, jedoch keinen Männergesundheitsbericht gibt. Besonders bemerkenswert ist, dass auf politischer Ebene die Notwendigkeit einer männerspezifischen Betrachtung gesundheitsbezogener Zusammenhänge gerade von männlichen Entscheidungsträgern als nicht wichtig erachtet wird. Somit existiert eine zur Frauenbewegung analoge Männerbewegung, die ein Bewusstsein über die verschiedenen spezifischen männlichen Erkrankungen und Rollenmuster und deren Ursachen etabliert, bislang nicht. Die erektile Dysfunktion erlaubt den Einstieg in eine solche Diskussion, da es sich zwar um ein spezifisches Männerproblem, jedoch auch um einen Frühmarker für generelle männliche Gesundheitsprobleme handelt (39, 113). Die Beschäftigung mit dem Thema "Männergesundheit" wäre nicht nur ein wichtiger Beitrag zur Gleichberechtigung, sondern würde mit Sicherheit Erkenntnisse in der medizinischen und soziologischen Grundlagenforschung hervorbringen, die beiden Geschlechtern dienen.

Fallbeispiele

8. Fallbeispiele

Nach der Beschreibung des vielschichtigen Symptoms "Erektile Dysfunktion", erleichtern Fallbeispiele das Verständnis von Diagnose und Behandlung. Es sind durchweg Fälle, wie sie in einer urologischen oder andrologischen Sprechstunde vorkommen. Die Vorgeschichten, Untersuchungen und eingeschlagenen Behandlungen werden verkürzt dargestellt. Es wurde versucht, die diagnostischen und therapeutischen Empfehlungen praxisorientiert darzustellen.

1. Fall

Anamnese

63jähriger frühpensionierter Beamter, der sich seit einer Nierenentfernung (Nierenzellkarzinom) mit anschließender leichtgradiger kompensierter Niereninsuffizienz in urologischer Kontrolle befindet. Eine Prostatavergrößerung ist bekannt, die Miktion ist noch zufriedenstellend (Nykturie 2x). Wegen eines Bluthochdruckes müsse er morgens und abends seit ca. 4 Jahren Tabletten einnehmen. Treppensteigen über mehrere Stockwerke wäre gut möglich. Früher habe er 1 Schachtel Zigaretten geraucht, jetzt nur noch gelegentlich, weswegen er auch an Gewicht zugenommen habe. Nachdem bei früheren Untersuchungen bereits eine zunehmender Rigiditätsverlust bei Erektionen dokumentiert wurde, war der Leidensdruck inzwischen, auch von Seiten der Partnerin (9 Jahre jünger), angewachsen, so dass der Patient nun eine weitere Abklärung wünschte. Geschlechtsverkehr wird 1x wöchentlich durchgeführt, wobei die Episoden mit Rigiditätsschwäche in den letzten 12 Monaten zugenommen haben. Der Patient gibt an, dass vor allem die Penetration mühsam wäre.

Relevante Befunde

- Pulmo und Herz auskultatorisch unauffällig
- Genitale, rektale Untersuchung und Abdomen in der körperlichen Untersuchung unauffällig
- IIEF-Score: 17, BMI 27,2
- Kein Anhalt für einen Rezidivtumor oder Metastasen
- LDL-Cholesterin 240 mg % - Serum-Harnsäure leicht erhöht, Kreatinin 1,8 mg %, PSA 2,4 ng/ml
- Testosteron, TSH, Glucose, Hba_{1c}, Prolaktin im Normbereich
- RR schwankend zwischen 130/90 mmHg und 160/90 mmHg
- SKIT - Test mit 10 µg Prostaglandin E_1 zeigt einen arteriellen Spitzenfluss in den tiefen penilen Arterien von 20 cm/sec und eine E4-E5 Erektion

Laufende Medikation

Selektiver β-Blocker und Thiazid-Diuretikum in niedriger Dosierung

Fragen

- ▶ Was ist die wahrscheinliche Ursache der Erektionsstörung?
- ▶ Welche Maßnahmen sollten unabhängig von der Erektionsstörung empfohlen werden?

Kritische Diskussion u. weiteres Procedere

Ursächlich hat der langjährige Bluthochdruck in Verbindung mit einer Hyperlipidämie und Nikotinabusus zu einer glattmuskulären Gefäßschädigung auch der Penisgefäße geführt.

Die zur Blutdrucksenkung verordneten Medikamente wirken ebenfalls belastend für die erektile Funktion, sind jedoch unverzichtbar. Tendenziell sollte der Blutdruck nach Langzeitkontrolle (24 h RR-Profil) noch besser eingestellt werden. Ein Belastungs-EKG ist sinnvoll, um eine relevante kardiale Erkrankung auszuschließen. Die prinzipielle Schwellkörperfunktion ist noch weitgehend regelrecht, auch wenn bereits eine Reduktion des Spitzenflusses in der Prostagladin-Stimulation erkennbar ist.

Verlauf

Nach Aufklärung wird ein medikamentöser Behandlungsversuch vom Patienten bevorzugt, so dass eine PDE5-Inhibitor-Gabe erfolgte. Die Kostenproblematik wurde mit dem Patienten besprochen. Eine mittlere Dosis (ca. eine Stunde vor geplanten Geschlechtsverkehr) ermöglicht dem Patienten wieder ein befriedigendes Sexualleben mit wöchentlichem Geschlechtsverkehr bei rigider

Erektion. Begleitend wird eine Reduktionsdiät im Sinne einer ausgewogenen, purin- und cholesterinarmen Mischkost bei gesteigerter körperlicher Aktivität empfohlen. Dabei wird eine kontrollierte Gewichtsabnahme von 10 kg über 1 Jahr angestrebt.

2. Fall

Anamnese

23jähriger Student, Nichtraucher und sportlich aktiv. Bisher erfolgten noch keine sexuellen Kontakte. Der Patient gibt an, dass bei der Erektion sein Glied "krumm" sei. Morgenerektionen sind regelmäßig vorhanden. Miktion ist unauffällig. Masturbation ist möglich und wird regelmäßig durchgeführt.

Er schäme sich, Kontakt zu Frauen aufzunehmen, obwohl er manchmal Gelegenheit dazu gehabt hätte. In letzter Zeit bestehen Magenbeschwerden, die der Hausarzt als nervös deutet. Bei im wesentlichen unauffälligem Untersuchungsbefund wird der Patient gebeten, digitale Photographien seines Penis während einer Erektion in die Praxis zu bringen. Es zeigt sich eine ausgeprägte nach links unten gerichtete Penisverbiegung von ca. 35 %.

Relevante Befunde

- Auskultation von Herz und Lunge regelrecht
- Genitale und Abdomen in der körperlichen Untersuchung unauffällig
- Puls, RR regelrecht
- Standardlabor regelrecht - Hormondiagnostik nicht durchgeführt

Fragen

- ▶ Besteht eine Erektionsstörung?
- ▶ Welche Therapieempfehlung kann gegeben werden?

Kritische Diskussion und Empfehlung

Es besteht keine Erektionsstörung. Offenbar liegt eine angeborene Penisdeviation vor. Angeborene relevante Penisdeviationen können als Missbildung interpretiert werden und bestehen bei ca. 1-2 % aller jungen Männer. Der Befund ist nur bei Erektion erkennbar. Die erektile Schwellkörperfunktion ist in der Regel nicht beeinträchtigt. Das Ausmaß der Deviation lässt vermuten, dass ein Geschlechtsverkehr nur eingeschränkt möglich sein wird. Zudem besteht bei dem Patienten aufgrund der penilen Deviation ein Leidensdruck. Selbstwertprobleme und Versagensängste verhindern offenbar eine unkomplizierte Kontaktaufnahme mit dem weiblichen Geschlecht. Die Penisbegradigung (OP nach Nesbit) stellt bei der angeborenen Deviation einen relativ unkomplizierten und sehr effizienten Eingriff dar. Dieser Eingriff kann dem Patienten empfohlen werden.

Verlauf

Es erfolgte die komplikationslose operative Beseitigung der Verkrümmung. Fünf Monate nach der Operation kommt es erstmals zum erfolgreichen Beischlaf mit einer Studienkollegin. Die Magenbeschwerden sind verschwunden. Nach 3 Jahren heiratet der Patient und freut sich jetzt über die Geburt einer Tochter.

3. Fall

Anamnese

57jähriger verheirateter Unternehmer. Geschäftlich ist der Patient sehr erfolgreich. Er raucht ca. 20-30 Zigaretten täglich. Ein seit Jahren bestehender Bluthochdruck ist medikamentös eingestellt. Seit Jahren sind rezidivierende Gastritiden bekannt. Vor 15 Jahren bestand ein "Magengeschwür". Es besteht kein wesentliches Übergewicht. Vor drei Jahren erlitt er einen "leichten" Herzinfarkt. Infolgedessen hat der Patient seinen Lebenswandel geändert und lebt "gesünder". Es besteht keine Angina pectoris. Der Patient geht 1x monatlich in die Sauna und hat zu Hause ein Laufband, welches sporadisch benutzt wird. Der Patient berichtet, dass, wenn er "Sport" macht, dann "richtig" - für mindestens 1,5 Stunden und bis zur Erschöpfung. Seit einem Jahr bestehen zunehmende Erektionsprobleme. Weiterhin berichtet der Patient über Nachtschweiß mehrmals monatlich. In den letzten Wochen haben sich die Refluxbeschwerden etwas verstärkt und es ist eine Gewichtsabnahme von 6 kg eingetreten. Nach dem Essen und gelegentlich bei körperlicher Anstrengung besteht "Sodbrennen".

In letzter Zeit ist höchstens ein Koitus pro Monat möglich, wenn seine Partnerin ihn maximal stimuliert. Der Penis wird praktisch nicht mehr rigide. Einmal wäre “Viagra” ausprobiert worden, wobei er die Tablette von einem Freund erhalten habe. Die Erektion wäre jedoch nach Tabletteneinnahme nur leicht besser gewesen. Der Patient glaubt, kein richtiger “Mann” mehr zu sein. Die frühere Koitusfrequenz betrug 3-4 x pro Woche. Die Ehefrau zeigt Verständnis und hält die Sexualität nicht für das Wichtigste im Leben.

Relevante Befunde

- Pulmo und Herz auskultatorisch unauffällig
- Genitale, rektale Untersuchung und Abdomen in der körperlichen Untersuchung unauffällig, BMI 23,5
- IIEF-Score: 12
- Cholesterin in der Norm, Testosteron knapp unter Normbereich
- CRP erhöht, PSA 2,1 ng/ml, TSH, Glucose und Prolaktin im Normbereich
- RR 150/95 mmHg
- SKIT-Test mit 10 µg Prostaglandin E_1 zeigt einen arteriellen Spitzenfluss in den tiefen penilen Arterien von < 15 cm/sec und eine E3-E4 Erektion

Laufende Medikation

AT_1-Blocker, gelegentlich Protonenpumpenhemmer bei Bedarf

Fragen

- ▶ Was ist die wahrscheinliche Ursache der Erektionsstörung?
- ▶ Bedarf der Patient einer besonderen Diagnostik?

Kritische Diskussion u. weiteres Procedere

Es handelt sich um einen Risikopatienten, der einer intensiven Abklärung bedarf. Der SKIT-Test mit Prostaglandin E_1 zeigt eine deutliche arterielle Durchblutungsstörung. Diese könnte auch im Koronarsystem bestehen. Es ist von einer ausgeprägten Schädigung der glattmuskulären Elemente nicht nur in den penilen Gefäßen auszugehen. Ein Hinweis hierfür ist neben der penilen Dopplersonographie das erhöhte CRP. Das Sodbrennen kann auch als Angina pectoris interpretiert werden. Unbedingt sinnvoll sind eine kardiologische Abklärung mit Rö-Thorax, Belastungs-EKG und evtl. Koronarangiographie. Die Blutdruckeinstellung sollte ebenfalls optimiert werden. Ebenfalls sinnvoll ist eine Sonographie der Abdominalorgane, eine Gastroskopie und eine Coloskopie im Rahmen einer Vorsorge und der Gewichtsabnahme. Der Nikotinabusus ist zu reduzieren.

Nach erfolgter Abklärung (!) von Begleitmorbiditäten kann ein erneuter kontrollierter Versuch mit PDE5-Inhibitoren in der mittleren Dosis durchgeführt werden. Die Kostenproblematik wird mit dem Patienten besprochen. Eine vernünftige Aussage ist nur möglich, wenn mindestens 4-5 Versuche erfolgten. Bei insuffizienter Erektion ist eine Dosissteigerung möglich. Bei weiter insuffizienter Erektion ist eine Hormonsubstitution von Testosteron bei nachgewiesen erniedrigten Werten möglich, sofern eine engmaschige Kontrolle der Prostata mittels PSA und rektaler Untersuchung erfolgt. Sollte auch dies nicht zum Erfolg führen, ist eine SKAT-Therapie einzuleiten.

Verlauf

Die Abklärung erbrachte den Nachweis eines Magenkarzinoms (!) und einer Zwei-Gefäß-Koronarstenose (70 %). Nach Gastrektomie und Einlage von Koronarstents ist im Intervall der Patient in einem guten AZ. Die Erektionsqualität hat sich allerdings unter einer PDE5-Inhibitoren-Therapie nur minimal gebessert. Unter Hormonsubstitution mit einem Gelpräparat und PDE5-Therapie stellte sich im Intervall eine Erektionsbesserung ein, die allerdings nur einen insuffizienten Geschlechtsverkehr ermöglicht, da die Rigidität weiter zu wünschen übrig ließ. Der Patient wird auf die SKAT-Injektionstherapie (10 µg) eingestellt. Das Paar kommt damit für ca. 6 Monate bei einer Koitusfrequenz von 1-2 x monatlich zurecht. Nach 9 Monaten wird ein erneuter Versuch mit PDE5-Inhibitoren eingeleitet unter der Vorstellung, dass ein “Trainingseffekt” bezüglich der glattmuskulären Funktion des Schwellkörpers eingetreten sein könnte. Unter mittlerer bis maximaler Dosis von PDE5-Inhibitoren sind jetzt Erektionen möglich, die einen zufriedenstellenden Geschlechtsverkehr erlauben. Die SKAT-Therapie wird beendet, weitere 6 Monate später wird die Hormonsubstitution ebenfalls beendet. Die Hormonwerte bleiben im unteren Normbereich, wobei der Patient asymptomatisch ist. Die PDE5-Inhibitoren werden weiter regelmäßig eingesetzt (IIEF-Score 22-25). Er und seine Ehefrau sind mit ihrem jetzigen Sexualleben zufrieden. Es besteht eine Koitusfrequenz von 2-3 x monatlich.

4. Fall

Anamnese

44jähriger verheirateter Facharbeiter - immer gesund gewesen. Er raucht ca. 10 Zigaretten täglich. Es besteht ein geringes Übergewicht. Die Gewichtszunahme wäre in den letzten Monaten eingetreten. Seit 3 Monaten liegt eine weitgehend komplette Impotenz vor. Außerdem sei ihm aufgefallen, dass die Brustdrüsen größer geworden wären. Der Patient klagt über leichte dauernde Kopfschmerzen und Leistungsschwäche. Aus diesem Grund nimmt er ca. 2-3 Tabletten Aspirin® täglich ein. Er selbst hätte keine Lust zum Geschlechtsverkehr, aber seine Frau meine, dass sein Verhalten nicht normal sei. Früher betrug die Koitusfrequenz 2-3 x pro Woche.

Relevante Befunde

- Pulmo und Herz auskultatorisch unauffällig
- Genitale, Rektale Untersuchung und Abdomen in der körperlichen Untersuchung unauffällig, BMI 25, RR 140/90 mmHg
- IIEF-Score: 9
- Cholesterin in der Norm, Testosteron deutlich erniedrigt
- CRP leicht erhöht, PSA 0,4 ng/ml, TSH, Glucose im Normbereich
- Prolaktin 193 ng/ml
- SKIT-Test nicht durchgeführt

Fragen

▶ Was ist die wahrscheinliche Ursache der Erektionsstörung?

Verlauf

In den Hormonuntersuchungen zeigte sich ein deutlich erhöhter Prolaktinwert des Blutes bei gleichzeitig erniedrigtem Testosteron. Es besteht der Verdacht auf ein Prolaktinom (Ursache von ca. 0,5 % aller Erektionsstörungen).

Die daraufhin eingeleitete Diagnostik mittels Kernspintomographie des Schädels bestätigt die Verdachtsdiagnose und bestätigt einen ca. haselnussgroßen gutartigen Tumor der Hirnanhangdrüse. Im Rahmen der neurochirurgischer Vorstellung wird die Operation empfohlen. Nach operativer Entfernung des Tumors erfolgt die kombinierte hormonelle Substitutionstherapie durch einen Endokrinologen. Bezüglich der erektilen Funktion benötigte der Patient in den ersten Wochen eine Unterstützung mit einem PDE5-Inhibitor in mittlerer Dosierung. Nach konstanter hormoneller medikamentöser Einstellung u.a. mit einem Depot-Testosteronpräparat besteht jetzt eine normale Koitusfrequenz mit ca. 1-2 x pro Woche. Ein PDE5-Inhibitor wird nicht mehr benötigt.

5. Fall

Anamnese

37jähriger Rechtsanwalt. Nichtraucher, kein Übergewicht. Der Patient treibt regelmäßig 3-5 x wöchentlich Sport und nimmt 1-2 x jährlich an Marathonläufen teil. Seit 7 Jahren ist der Patient verheiratet. Zuvor bestanden keine sexuellen Kontakte. Die Ehe blieb kinderlos. Seit 9 Monaten bestehen Potenzprobleme. Das Glied werde nicht mehr richtig "steif". GV-Versuche liegen bei maximal 1x Monat. Seine Frau hält ihn für einen "Schlappschwanz" und äußere dies auch gegenüber Freunden. Sie behauptet, er hätte sie nur des Geldes ihrer Eltern wegen geheiratet. Der Patient berichtet, dass eine Masturbation möglich ist und Morgenerektionen gelegentlich vorkommen.

Relevante Befunde

- Herz und Pulmo auskultatorisch unauffällig
- Äußeres Genitale regelrecht, Rektal-digital unauffällig
- RR 120/75, Ruhepuls 60, BMI 22
- IIEF-Score 19
- Testosteron grenzwertig erniedrigt, FSH,LH, Prolaktin regelrecht
- Glucose, TSH, Cholesterin im Normbereich, CRP normal
- SKIT-Test nicht durchgeführt

Fragen

- Welche Art von Erektionsstörung besteht?
- Welche weitere Behandlung kann empfohlen werden?

Diskussion und Verlauf

Es handelt sich um eine eher psychogene Störung, ausgelöst durch einen Partnerschaftskonflikt. Nach mehrmaliger Rücksprache mit dem Patienten und seiner Frau wird eine Psycho- bzw. Paartherapie empfohlen. Beide Eheleute stehen dieser Therapieform skeptisch gegenüber. Bereits nach einem Monat wird die Paartherapie wegen eines unüberwindbaren Zerwürfnisses der beiden Partner erfolglos abgebrochen. Es kommt in den folgenden Monaten auch zu keinem Beischlafversuch mehr. Nach 8 Monaten erfolgt die Scheidung. Nach weiteren 6 Monaten geht der Patient eine neue Partnerschaft ein. Es kommt auch hier zu anfänglichen Erektionsproblemen. Nach mehrmaliger sporadischer Unterstützung der Erektion durch Einnahme eines PDE5-Inhibitors in niedriger Dosierung findet ein regelmäßiger befriedigender Beischlaf statt. Im Laufe der Zeit sind PDE5-Inhibitoren nicht mehr notwendig. Es besteht eine Koitusfrequenz von 1-2 x wöchentlich.

6. Fall

Anamnese

75jähriger sehr rüstiger Rentner. Er war früher als Lehrer tätig und ist seit 13 Jahren Nichtraucher. Ein Bluthochdruck ist medikamentös mäßig eingestellt. Es bestehen 6 kg Übergewicht. Weiterhin liegt eine leichtgradige nichtinsulinpflichtige Zuckerkrankheit vor.

Die Ehefrau ist vor 2 Jahren an einer Tumorerkrankung verstorben. Der Patient hat seine Frau 3 Jahre gepflegt. Es besteht eine komplette Impotenz seit ca. 5 Jahren, die ihm aber bisher keinen Leidensdruck bereitet hat. An die letzte richtige Erektion kann der Patient sich nicht erinnern. Seit 6 Monaten ist der Patient mit einer um 11 Jahre jüngeren Partnerin befreundet. Beide Partner wünschen sich sexuelle Kontakte mit Koitus, die aber aufgrund der mangelnden Steifigkeit des Gliedes bisher frustrierend verliefen. Aphrodisiaka (Ginseng) sowie PDE5-Inhibitoren hätten nicht den gewünschten Erfolg gehabt.

Befunde

- Pulmo und Herz auskultatorisch unauffällig
- In der rektalen Untersuchung Prostatahyperplasie ca. 50ml
- IIEF-Score: 12, BMI 26
- LDL-Cholesterin 200mg % - Serum-Harnsäure leicht erhöht
- PSA 3,4 ng/ml
- Testosteron, TSH, Prolaktin im Normbereich
- Nüchtern-Glucose bei 142mg %, Hba_{1c} 7,0 %
- RR 140/95 mmHg bei mehrmaliger Messung
- SKIT-Test mit 20 µg Prostaglandin E_1 zeigt einen arteriellen Spitzenfluss in den tiefen penilen Arterien von 16cm/sec und eine E3-E4 Erektion - Schnelles Nachlassen der Rigidität nach bereits 12 Minuten

Medikation

Unselektiver β-Blocker, Ca-Antagonist, Lipidsenker, Metformin

Fragen

- Welche Art von Erektionsstörung besteht?
- Welche weitere Behandlung sollte erfolgen?

Diskussion und Verlauf

Bei dem Patienten liegt sicher eine Arteriosklerose und ein mäßig-eingestellter Diabetes mellitus vor. In den Schwellkörpern lässt sich eine ausgeprägte arterio-venöse Insuffizienz nachweisen. Nach ausführlicher Aufklärung des Patienten wird zunächst die medikamentöse Blutdruckeinstellung in kardiologischer Zusammenarbeit verbessert. Ein Belastungs-EKG ergibt keinen Anhalt für relevante Ischämien. Eine Koronarangiographie wird nicht durchgeführt. Die Einstellung des Diabetes mellitus erfolgt konsequent mit einem Ziel Hba_{1c} von 6,0 %. Eine diätetische Umstellung der Ernährung wird ebenfalls eingeleitet. Erneute mehrmalige Versuche mit verschiedenen PDE5-Inhibitoren in Höchstdosierung zeigen keinen Erfolg. Der Patient berichtet zwar über eine verbesserte Tumeszenz, jedoch über keine adäquate Rigidität. Nachfolgend erfolgt daher eine Einstellung mit SKAT (Prostaglandin E_1), wobei jetzt im Vergleich zum Test zu Hause eine verringerte Dosis (10-15 µg) zum Erreichen einer Erektion mit ausreichender Rigidität benötigt wird. Der Patient wird angelernt und kommt mit den Selbstinjektionen zurecht. Es besteht seit 8 Monaten ein befriedigendes Sexualleben mit einer Koitusfrequenz von ca. 1-2 x pro Monat. Engmaschige allgemeinmedizinische Kontrollen erfolgen alle 8-12 Wochen.

7. Fall

Anamnese

49jähriger Polizist, seit 22 Jahren mit einer Lehrerin verheiratet. Vor 3 Jahren wurde der Patient an einem tiefen Rektumkarzinom (pT3) operiert. Es erfolgte damals die Entfernung des Enddarms und die Anlage eines künstlichen Darmausganges. Der Patient kommt damit gut zurecht und arbeitet seit einem Jahr wieder. Die Tumornachsorge wird regelmäßig durchgeführt und zeigt keinen Anhalt für ein Rezidiv. Seit der Operation besteht eine komplette Impotenz. Seine Frau und der Patient wünschen sich wieder ein normales Sexualleben. PDE5-Inhibitoren wurden bisher nicht eingesetzt.

Befunde

- Pulmo und Herz auskultatorisch unauffällig
- Rektale Untersuchung nach Rektumamputation nicht möglich
- IIEF-Score: 10, BMI 25
- PSA 1,4 ng/ml
- Nüchtern-Glucose, Testosteron, TSH, Prolaktin im Normbereich
- LDL-Cholesterin 190 mg % - Serum-Harnsäure leicht erhöht
- RR 130/85 mmHg bei mehrmaliger Messung
- SKIT-Test mit 10 µg Prostaglandin E_1 zeigt einen arteriellen Spitzenfluss in den tiefen penilen Arterien von 22cm/sec und eine E4 Erektion

Laufende Medikation

Gelegentlich Bifiteral

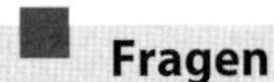

Fragen

- ▶ Welche Art von Erektionsstörung besteht?
- ▶ Welche weitere Behandlung kann empfohlen werden?

Diskussion und Verlauf

Es besteht eine irreparable Schädigung der periprostatischen neurovaskulären Bündel bzw. der parasympathischen Fasern als Folge einer radikalen Tumoroperation. Weiterhin ist die arterielle Penisdurchblutung leichtgradig reduziert. Mehrmalige Versuche mit PDE5-Inhibitoren in Höchstdosierung waren nicht erfolgreich. Die Blutwerte sind normal. Prostaglandin-Injektionen im Sinne einer SKAT-Therapie werden von beiden Partnern einhellig abgelehnt. Eine Vakuumpumpe wurde ebenfalls von den Partnern nicht akzeptiert.

Nach ausführlicher Aufklärung des Ehepaars entschließt man sich zur Implantation eines hydraulischen penilen Implantats. Nach dem Eingriff ist der Heilungsverlauf unauffällig. Seit einem Jahr ist nun ein für beide Partner befriedigendes Sexualleben möglich. Die Koitusfrequenz beträgt ca. 1x pro Woche.

8. Fall

Anamnese

22jähriger Kfz-Mechaniker. Der Patient ist seit einem Jahr verheiratet. Vorher haben noch keine längerfristigen sexuellen Kontakte stattgefunden. Die GV-Frequenz beträgt aktuell 3x/Woche. Der Patient berichtet über gelegentliche Schmerzen beim Koitus. Außerdem "blute es gelegentlich etwas". In letzter Zeit hätten beide Partner kaum noch Lust zum Geschlechtsverkehr. Seine Frau sei außerdem beunruhigt und habe Angst vor AIDS. Morgenerektionen kommen regelmäßig vor. Eine Masturbation wird nach Angaben des Patienten nicht durchgeführt.

Relevante Befunde

- Auskultation von Herz und Lunge regelrecht
- In der Untersuchung des Genitale zeigt sich eine ausgeprägte Phimose. Die Vorhaut kann nicht über die Glans zurückgestreift werden.
- Puls, RR regelrecht

- Standardlabor regelrecht - Hormondiagnostik nicht durchgeführt

Laufende Medikation

keine

Fragen

- ▶ Besteht eine Erektionsstörung?
- ▶ Welche weitere Behandlung kann empfohlen werden?

Verlauf

Offenbar ist die ausgeprägte Vorhautverengung Ursache der sexuellen Probleme. Narbige Veränderungen im Bereich der Vorhaut führen zu schmerzhaften Einrissen und Entzündungen. In der Regel liegt ebenfalls ein Frenulum breve (kurzes Vorhautbändchen) vor.

Es erfolgt eine gründliche Aufklärung des Patienten und der Ehepartnerin. Ein auf Wunsch durchgeführter HIV-Test ist bei beiden Partnern negativ. Nach Circumcision mit Verlängerung des Vorhautbändchens führt das Paar ein normales Sexualleben.

9. Fall

Anamnese

51jähriger geschiedener Unternehmer. Der Patient ist Nichtraucher und sportlich aktiv. Er sei bisher nie ernsthaft krank gewesen. Seit 6 Monaten bestehen gelegentliche Erektionsprobleme. "Er könne nicht mehr täglich". Ansonsten fühle er sich wohl. Weiterhin hätte die Ejakulatmenge abgenommen. Der Patient berichtet über wechselnde jüngere Partnerinnen. Die aktuelle Koitusfrequenz betrug bis zu 3-5 x pro Woche. Nun möchte er etwas über die neuen Potenzpillen und "Penisprothesen" wissen.

Befunde

- Pulmo und Herz auskultatorisch unauffällig
- Rektale Untersuchung regelrecht, Prostata leicht vergrößert
- IIEF-Score: 26, BMI 24
- PSA 2,0 ng/ml
- Nüchtern-Glucose, Testosteron, TSH, Prolaktin im Normbereich
- LDL-Cholesterin regelrecht
- RR 130/85 mmHg bei mehrmaliger Messung
- SKIT-Test nicht durchgeführt

Laufende Medikation

keine

Fragen

- Besteht eine relevante Erektionsstörung?
- Welche weitere Behandlung kann empfohlen werden?

Diskussion

Es besteht keine "echte" Erektionsstörung, sondern eine altersbedingte funktionelle Abnahme der Leistungsfähigkeit des Corpus cavernosum. Es erfolgt eine Aufklärung des Patienten über das normale männliche Sexualverhalten. Ebenfalls wird dem Patienten erklärt, dass eine altersbedingte Veränderung des Ejakulats häufig ist. Dem Patienten wird geschildert, dass sein dargestelltes Sexualverhalten überdurchschnittlich ist. Dies beruhigt den Patienten. Weiterhin findet eine Aufklärung über PDE5-Inhibitoren und die Implantation von Penisprothesen statt. Nebenwirkungen einer medikamentösen Therapie, Operationsverfahren und mögliche Komplikationen werden dem Patienten erläutert. Eine weitere Behandlung oder Operation hält der Patient nun für nicht mehr angezeigt. Er möchte jedoch irgendwann PDE5-Inhibitoren ausprobieren.

10. Fall

Anamnese

37jähriger Gastwirt, bei dem vor ca. 3 Monaten erstmalig Erektionsprobleme aufgetreten seien. Bei anfangs normaler Gliedsteife komme es rasch nach dem Eindringen zu einem Rigiditätsverlust. Beruflich hat der selbständige Gastronom einen 14-Stunden-Arbeitstag, so dass für Sport oder Urlaub wenig Zeit bleibt. Er raucht 1-2 Schachteln Zigaretten täglich und ernähre sich "normal" bei einer von Größe 1,71 und einem Gewicht von 87 kg. Auch seine Frau, mit der er seit 12 Jahren verheiratet ist (2 Kinder mit 11 und 9 Jahren) leide unter seinen Erektionsstörungen. Auf weiteres Befragen berichtet die Ehefrau von einer Eileiterschwangerschaft vor ca. 1 Jahr.

Befunde

- Pulmo und Herz auskultatorisch unauffällig
- In der rektalen Untersuchung regelrechter Befund
- IIEF-Score: 15, BMI 29,7
- LDL-Cholesterin 230 mg % - Serum-Harnsäure 7,6 mg %
- PSA 0,4 ng/ml
- Testosteron, TSH, Prolaktin im Normbereich
- Nüchtern-Glucose bei 120 mg %, Hba_{1c} 5,9 %
- RR 155/105 mmHg bei mehrmaliger Messung
- SKIT-Test mit 10 µg Prostaglandin E_1 zeigt einen arteriellen Spitzenfluss in den tiefen penilen Arterien von 26cm/sec und eine E4-E5 Erektion - schnelles Nachlassen der Rigidität nach bereits 20 Minuten

Laufende Medikation

Keine

Fragen

- ▶ Welche Art der Erektionsstörung liegt vor?
- ▶ Welche weitere Behandlung ist sinnvoll?

Diskussion, Therapie und Verlauf

Der Patient weist mehrere relevante Risikofaktoren auf. Eine Gewichtsabnahme und Blutdruckeinstellung sind dringend zu empfehlen. Ein Belastungs-EKG zeigt einen unauffälligen Befund bei guter Belastbarkeit. Die Erektionsstörung ist auf eine arteriovenöse Insuffizienz zurückzuführen, für die der frühe Rigiditätsverlust typisch ist.

Es wird eine antihypertensive Therapie mit einem selektiven β-Blocker eingeleitet. Ebenfalls wird ein Lipidsenker rezeptiert. Weiterhin erfolgt die kontrollierte Gewichtsabnahme von 1 kg/Monat mit Hilfe eines Ernährungsplans, wobei die Ehefrau miteinbezogen ist. Es erfolgt ein Beratung bezüglich einer Raucherentwöhnung. Das Ehepaar nimmt zudem regelmäßig 2x wöchentlich an einer "Nordic Walking"-Treffen teil. Die Medikation mit einem PDE5-Inhibitor beseitigt das Problem des frühen Rigiditätsverlustes. Der PDE5-Inhibitor wird in mittlerer Dosierung für ca. 1 Jahr regelmäßig vor einem geplanten Koitus eingesetzt. Die GV-Frequenz beträgt ca. 1x wöchentlich. Nach einem Jahr ist ein normaler Geschlechtsverkehr auch ohne unterstützende Medikation möglich. In der Zwischenzeit konnte eine stabile Gewichtsabnahme von 9 kg erreicht und gehalten werden. Die Blutdruckmedikation wurde beibehalten. Eine Entwöhnung vom Nikotinabusus gelang leider nur für kurze Zeit. Der Patient will jedoch erneut versuchen, das Rauchen aufzugeben.

11. Fall

Anamnese

55jähriger nach Betriebsunfall berenteter Patient. Seit dem Unfall vor 12 Jahren besteht eine komplette Querschnittsymptomatik mit spastischen Lähmungen der Beine. Der Patient ist auf die Hilfe eines Rollstuhls angewiesen. Ein Hypertonus ist seit ca. 2 Jahren gut eingestellt. Es besteht eine Blasenentleerungsstörung. Der Urin entleert sich nach Beklopfen und Auspressen des Unterbauchs in ein Kondomurinal. Es bestehen Restharnmengen von ca. 50-100 ml ohne obere Harnstauung. Ein intermittierender steriler Einmalkatheterismus wird vom Patienten strikt abgelehnt. Nachdem bereits vor einigen Jahren wegen einer Nebenhodenentzündung der linke Hoden entfernt werden musste, war vor 3 Monaten auch der rechte Nebenhoden durch einen aufsteigenden Harnwegsinfekt betroffen. Trotz antibiotischer Therapie war eine chronisch-rezidivierende Entzündung eingetreten, die zu einer schweren Hodenschädigung des rechten Einzelhodens führte. Nachdem zuvor noch ein Geschlechtsverkehr unter Vermeidung bestimmter Stellungen möglich war, habe er jetzt auch zum Leidwesen seiner Frau keine "Lust" mehr. Die Gliedsteife sei "auch nicht mehr das Wahre", was auf das Alter zurückgeführt wird. Morgenerektionen kommen nicht vor. Weiterhin besteht häufig Nachtschweiß und eine ausgeprägte Antriebsschwäche, die der Patient früher nicht kannte.

Befunde

- Pulmo und Herz auskultatorisch unauffällig
- In der rektalen Untersuchung regelrechter Befund
- Im Bereich des Genitale Hydrozele mit verkleinerten Einzelhoden und aufgetriebenen derben Nebenhoden, Hodenvolumen ca. 10 ml
- IIEF-Score: 14, BMI 23,5
- LDL-Cholesterin leicht erhöht, Harnsäure leicht erhöht
- PSA 0,6 ng/ml
- Testosteron in zwei Kontrollen deutlich erniedrigt, LH erhöht, FSH grenzwertig normal
- TSH, Prolaktin im Normbereich
- Nüchtern-Glucose regelrecht, CRP leicht erhöht
- RR 140/80 mmHg bei mehrmaliger Messung
- SKIT-Test nicht durchgeführt

Medikation

Baclofen, Ca-Antagonist, Intermittierend Benzodiazepin

Fragen

- ▶ Welche Ursache hat die Erektionsstörung?
- ▶ Welche weitere Behandlung kann empfohlen werden?

Diskussion und Verlauf

Es liegt offenbar ein Hypogonadismus bei atrophen Einzelhoden aufgrund von rezidivierenden Entzündungen vor. Hierdurch ist der Libidoverlust und die sekundäre Erektionsproblematik erklärbar. Aufgrund der rezidivierenden Entzündungen musste im Verlauf die Entfernung des weitgehend funktionslosen rechten Einzelhoden erfolgen, da hier eine Entzündungsfokus bestand.

Der Patient wurde über die möglichen Zusammenhänge der Hodenschädigung, dem niedrigen Testosteronwert und der Erektionsproblematik hingewiesen. Es erfolgte daraufhin eine Hormonsubstitutionstherapie mit Langzeit-Testosterondepotinjektionen (3-Monats-Depot). Bereits nach wenigen Wochen verspürte der Patient neben einer Verbesserung des Allgemeinbefindens eine Verbesserung der Lebensqualität und auch der Libido. Die Qualität der Gliedsteife wurde mit der zusätzlichen Verordnung von PDE5-Inhibitoren in mittlerer Dosierung verbessert, wodurch ein für beide Partner zufriedenstellender Geschlechtsverkehr 1-2 x monatlich erzielt werden konnte. Restharn- und Urinkontrollen finden regelmäßig statt.

Schlusswort

9. Schlusswort

Dieses Buch sollte die wichtigsten Ursachen, Untersuchungen und Behandlungsmethoden einer erektilen Dysfunktion praxisorientiert darstellen. Sicher wird es in den nächsten Jahren weitere Entwicklungen und Verbesserungen geben und manche der vorherigen Kapitel werden dann überholt erscheinen. Dies muss auch so sein, denn glücklicherweise ist die Medizin im steten Fluss, so dass auch in der Behandlung von sexuellen Störungen Fortschritte zu erwarten sind. Jedoch ist Fortschritt nur möglich, wenn eine verständliche Wissensbasis besteht und Forschung vorangetrieben wird. Nichts wäre gefährlicher als ein kritikloses Anwenden von Schemata. Die unkritische Betonung von Leitlinien und Beharren auf den Status quo ist abzulehnen. Nur ein therapeutisches Bündnis von Arzt und Patient unter der individuellen Lebenssituation kann langfristig erfolgreich sein. Ein solches Bündnis über längere Zeit führt am ehesten zu Heilung oder Linderung beim Patienten und zu beruflicher Zufriedenheit beim Arzt. Dies gilt für die Behandlung einer erektilen Dysfunktion wie für jede andere Erkrankung.

Verzeichnis spezifischer Abkürzungen

10. Verzeichnis spezifischer Abkürzungen

BPH	Benigne Prostatahyperplasie
CC	Corpus cavernosum
cGMP	Cyclisches Guanosin-Monophosphat
CRP	C-reaktives Protein
ED	Erektile Dysfunktion
eNOS	Endotheliale NO-Synthase
EROS	Erektile Dysfunktion Risiko Score
DHT	Dihydrotestosteron
DRG	Diagnosis Related Groups
FSH	Follikel stimulierendes Hormon
GH	Growth hormon (Wachstumshormon)
GV	Geschlechtsverkehr
HWI	Harnwegsinfekt
IIEF	International index of erectile Function
IPSS	International Prostate Symptom Score
IPP	Induratio penis plastica
KEED	Kölner Erfassungsbogen für erektile Dysfunktion
KHK	Koronare Herzkrankheit
LH	Luteinisierendes Hormon
LUTS	Lower urinary tract symptoms
MET	Metabolic Equivalent of the task
MUSE	Medicated Urethral System for Erection
NO	Stickstoffmonoxyd
NOS	Stickstoffoxyd-Synthase
OR	Odds ratio
PADAM	Partielles Androgendefizit des alternden Mannes
PCA	Prostatakarzinom
PDE5	Phosphodiesterase-5
PGE_1	Prostaglandin E_1
pO_2	Sauerstoffpartialdruck
PSA	Prostataspezifisches Antigen
REM	Rapid eye movements
RH	Restharn
RPE	Radikale Prostatovesikuloektomie
sGC	Lösliche Guanylatzyklase
SKAT	Schwellkörperautoinjektionstherapie
SKIT	Schwellkörperinjektionstherapie
SHBG	Sexualhormon bindendes Globulin
TCC	Transitionalzellkarzinom
TRUS	Transrektaler Ultraschall
TUR-P	Transurethrale Resektion der Prostata

Literatur

11. Literatur

1. Ades PA. Cardiac rehabilitation and secondary prevention of coronary heart disease. N Engl J med (2001) 345: 892-902.

2. Andersson KE, Wagner G. Physiology of penile erection. Physiol Rev (1995) 75: 191-236.

3. Araujo AB, Zilber SM, O`Donnell AB, McKinlay JB. Erectile dysfunction and stroke risk in aging men: Prospective results from the massachusetts male aging study. J Urol (2005) 173 (abstract suppl): 1074.

4. Arnold AP, Gorski RA. Gonadal steroid induction of structural sex differences in the central nervous system. Ann Rev Neurosci (1984) 7: 413-442.

5. Assmann G, Cullen P, Schulte H. Simple scoring scheme for calculating the risk of acute coronary events based on the 10-year follow-up of the prospective cardiovascular Münster (PROCAM) study. Circulation (2002) 105: 310-315.

6. Bähren W, Stief CG. Intrakavernöse Pharmakotestung – SKAT-Test. In: Bähren W, Altwein JE (Hrsg.) Impotenz, Thieme, Stuttgart, New York, 1988.

7. Banerjee A. Coital emergencies. Postgrad Med J (1996) 72: 653-656.

8. Becker AJ, Stief CG. Erektile Dysfunktion – Indikationen zur medikamentösen Therapie. Urologe B (2001) 41: 122-124.

9. Behre HM, Nieschlag E. Testosteronsubstitution beim alternden Mann. Urologe A (2000) 39: 421-424.

10. Benet AE, Melman A. The epidemiology of erectile dysfunction. Urol Clin North Am (1995) 22: 699-709.

11. Berkels R, Klotz T, Sticht G, Engelmann U, Klaus W. Modulation of human platelet aggregation by the phosphodiesterase type 5 inhibitor sildenafil. J Cardiovasc Pharmacol (2001) 37(4): 413-421.

12. Beutel ME, Hauck EW, Weidner W. Entwicklung des sexuellen Verhaltens beim alternden Mann. In: Böhm, Jockenhövel, Weidner (eds.): Männersprechstunde – gezielte Beratung und aktive Prävention. Springer, Heidelberg, 2004.

13. Bichler KH. Das urologische Gutachten. 2.Auflage, Springer, Berlin, Heidelberg, 2004.

14. Bloch W, Klotz T, Engelmann U, Addicks K. Evidence of the involvement of endothelial nitric oxide synthase from smooth muscle cells in the erectile function. Urol Res (1998) 26:129-135.

15. Bloch W, Klotz T, Sedlaczek P, Zumbé J, Engelmann U, Addicks K. Evidence of the involvement of endothelial nitric oxide synthase from smooth muscle cells in the erectile function. Urol Res (1998) 26: 129-135.

16. Bloch W, Schmidt A. Sport und freie Radikale. Blickpunkt DER MANN (2004) 2: 13-18.

17. Bodie J, Lewis J, Schow, Monga M. Laboratory evaluations of erectile dysfunction: an evidence based approach. J Urol (2003) 169: 2262-2264.

18. Boolell M, Allen MJ, Ballard SA et al. Sildenafil: an orally active type 5 cyclic GMP-specific phosphodiesterase inhibitor for the treatment of penile erectile dysfunction. Int J Impotence Res (1996) 8: 47-52.

19. Boolell M, Gepi-Attee S, Gingell JC, Allen MJ. Sildenafil, a novel effective oral therapy for male erectile dysfunction. Br J Urol (1996) 78: 257-261.

20. Brähler E, Kupfer J (Hrsg.) Mann und Medizin. Jahrbuch der Medizinischen Psychologie 19. Hogrefe, Göttingen, 2001.

21. Braun M, Klotz T, Engelmann U (Hrsg.) Männliche Sexualität und Alter. Thieme-Verlag, Stuttgart, New York, 2004.

22. Braun M, Klotz T, Reifenrath B, Wassmer G, Engelmann U. KEED – erster deutschsprachig validierter Fragebogen zur Erfassung der männlichen sexuellen Funktion. Akt Urol (1998) 29: 300-305.

23. Braun M, Wassmer G, Klotz T, Reifenrath B, Mathers M, Engelmann U. Epidemiology of erectile dysfunction : Results of the "Cologne Male Survey". Int J Impot Res (2000) 12: 1-7.

24. Brinkman MJ, Hery GD, Wilson SK, Delk JR, Danny GA, Young M, Cleves MA. A survey of patients with inflatable penile prostheses for satisfaction. J Urol (2005) 174: 253-257.

25. Brock G. Toward optimal ED management: educational forum II. Can J Urol (2001) 8: 1419-1420.

26. Burger B, Weidner W, Altwein J. Prostate and sexuality: an overview. Eur Urol (1999) 35: 177-184.

27. Burnett AL. Role of nitric oxide in the physiology of erection. Biol Reprod (1995) 52: 485-489.

28. Caretta N, Palego P, Ferlin A, Garolla A, Bettella A, Selice R, Foresta C. Resumption of spontaneous erections in selected patients affected by erectile dysfunction and various degrees of carotoid wall alteration: Role of tadalafil. Eur Urol (2005) 48: 326-332.

29. Ching-Shwun L, Guitling L, Lue TF. Cyclic nucleotide signaling in cavernous smooth muscle. J Sex Med (2005) 2 : 478-491.

30. Chung WS, Park YY, Kwon SW. The impact of ageing on penile hemodynamics in normal responders to pharmacological injection : a doppler sonographic study. J Urol (1997) 157 : 2129-2131.

31. Danjou P, Alexandre L, Warot D et al. Assessment of erectogenic properties of apomorphine and yohimbine in man. Br J Pharmac (1988) 26: 733-739.

32. DeBusk R, Drory Y, Goldstein I, Jackson G, Kaul S, Kimmel SE, Kostis JB, Kloner RA, Lakin M, Meston CM, Mittleman M, Muller JE, Padma-Nathan H, Rosen RC, Stein RA, Zusman R. Management odf sexual dysfunction in patients with cardiovascular disease: Recommendations of the Princeton Consensus Panel. Am J Cardiol (2000) 86: 175-181.

33. Derouet H, Osterhage J, Sittinger H. Erektile Funktionsstörungen Epidemiologie, Physiologie, Ätiologie, Diagnostik und Therapie. Urologe (2004) A 43: 197-209.

34. Deutsche Gesellschaft für Urologie. Leitlinie zur Diagnostik und Therapie von Libido- und Erektionsstörungen. Urologe A (2001)40: 331-339.

35. Diemont WL, Vruggink PA, Doesvurg W et al. Prevalence of sexual dysfunction in the Dutch population. 22nd Meeting of the international academy of sex research, Rotterdam, 1996.

36. Eardley I. Therapy for erectile dysfunction. Martin Dunitz, Taylor&Francis Group, London, 2003.

37. El-Sakka AI, Lower urinary tract symptoms in patients with erectile dysfunction: Is there a vascular association? Eur Urol (2005) 48: 319-325.

38. Ernst E, Pittler MH. Yohimbin for erectile dysfunction: a systematic review and meta-analysis of randomized clinical trials. J Urol (1998) 159: 433-436.

39. Feldmann HA, Goldstein I et al. Impotence and its medical and psychosocial correlates: results of the Massachusetts Male Aging Study. J Urol (1994) 151: 54-61.

40. Feldmann HA, Goldstein I, Hatzichristou DG, Krane RJ, McKinlay JB. Impotence and ist medical and psychosocial correlates: results of the Massachusetts Male Aging Study. J Urol (1994) 151: 54-61.

41. Frajese GV, Pozzi F. New achievement and novel therapeutic applications of PDE5- inhibitors in older males. J Endocrinol Invest (2005) 28(3 suppl): 45-50.

42. Goldstein I, Lue TF et al. Oral Sildenafil in the treatment of erectile dysfunction. N Engl J Med (1998) 338: 1397-1404.

43. Goldstein I, Lue TF, Padma-Nathan H, Rosen RC, Steers WD, Wicker PA. Oral Sildenafil in the treatment of erectile dysfunction. N Engl J Med (1998) 338: 1397-1404.

44. Goldstein I, Young J, Segerson T, Thibonnier M. Long-term efiicacy and safety of vardenafil in diabetic men with erectile dysfunction. Diabetes (2002) 51(S2): A98.

45. Gorge G, Fluchter S, Kirstein M, Kunz T. Sexualität, erektile Dysfunktion und das Herz: ein wachsendes Problem. Herz (2003) 28: 284-290.

46. Hartmann U. Psychosomatische Aspekte bei Erektionsstörungen. Dtsch Ärzteblatt (2000) 97: B534-538.

47. Hauri D. Der ältere Mann uns seine Potenz. Blickpunkt DER MANN (2003) 1: 15-22.

48. Hautmann RW, Huland H (Hrsg.) Urologie. 2. Auflage, Springer, Berlin, Heidelberg, New York, 2001.

49. Heinemann LAJ, Zimmermann T,m Vermeulen A, Thiel C, Hummel W. A new aging males` symptoms rating scale. Ageing Male (2001) 2: 105-114.

50. Hellmich M. Ein Score für die Prävalenz der ED. In: Braun M, Klotz T, Engelmann U (Hrsg.) Männliche Sexualität und Alter. Thieme-Verlag, Stuttgart, New York, 2004.

51. Hellstrom WJG, White WB, Sprenger K, Norenberg C, Porst H. Cardiovascular sefety of vardenafil in patients on antihypertensive therapies and alpha-blockers: Findings from analyses of 17 placebo-controlled clinical trials. J Urol (2005) 173 (abstract suppl): 873.

52. Herrmann M, Untergasser G, Rumpold H, Berger P. Aging of the male reproductive system. Exp Gerontol (2000) 35: 1267-1279.

53. Hoesl, CE, Woll EM, Burkart M, Altwein JE. Erectile dysfunction (ED) is prevalent, bothersome and underdiagnosed in patients consulting urologists for benign prostatic syndrome (BPS). Eur Urol (2004) 46(2): 229-234.

54. Hoyndorf S, Christmann F. Kognitive Verhaltenstherapie bei sexuellen Funktionsstörungen. Im: Hautzinger M (Hrsg.) Kognitive Verhaltenstherapie bei psychischen Störungen. Beltz, Psychologie Verlags Union, Weinheim, 1998.

55. Jackson G, Martin E, McGing E, Cooper A. Successful withdrawal of oral long-acting nitrates to facilitate phosphodiesterase Type 5 inhibitor use in stable coronary disease patients with erectile dysfunction. J Sex Med (2005) 2: 513-516.

56. Jackson G. Sex, the heart and erectile dysfunction. Taylor&Francis, London, 2004.

57. Jain P, Rademacher AW, McVary KT. Testosterone supplementation for erectile dysfunction: results of metaanalysis. J Urol (2000) 164: 371-375.

58. Jocham D, Altwein J, Jünemann KP, Schmitz-Dräger BJ, Weidner W, Wirth M (Hrsg.) Aging male – Man(n) wird nicht jünger. Kilian, Marburg, 2000.

59. Jockenhövel F. Männlicher Hypogonadismus – Aktuelle Aspekte der Androgensubstitution. 2. Auflage, Uni-Med, Bremen, 2003.

60. Jünemann KP, Caßens S, Lippert H, Burkart M. Qualitätssicherung in der urologischen Praxis. Erektile Dysfunktion als Beispiel für die einrichtungsübergreifende Dokumentation der Ergebnisqualität. Urologe (2005) A 7: 785-793.

61. Jünemann KP. How effective are PDE-5 inhibitors? Urologe A (2003) 42: 553-558.

62. Kimmel SE. Sex and myocardial infarction: an epidemiological perspective. Am J Cardiol (2000) 86 (suppl.) 10F-13F.

63. Kinsey AC, Pomeroy WB, Martin CE. Sexual behavior in the human male. Saunders Company, 1948.

64. Kinsey AC. Alter und sexuelle Triebbefriedigung. In: Kinsey AC (Hrsg). Kinsey Report, das sexuelle Verhalten des Mannes. 1964, S. Fischer, Heidelberg S:200-236.

65. Klotz T, Bloch W, Zimmermann J, Ruth P, Engelmann U, Addicks K: Soluble guanylate cyclase and cGMP-dependent protein kinase I expression in the human corpus cavernosum. Int J Impot Res (2000) 12: 157-164.

66. Klotz T, Bloch W, Zumbe J, Vorreuther R, Heidenreich A, Engelmann U: Quantitative Bestimmung der NO-Synthase-Aktivität im Corpus cavernosum bei Normalpersonen und bei Patienten mit erektiler Dysfunktion. Aktuel Urol (1995) suppl 26: 28-30.

67. Klotz T, Mathers M, Klotz R, Sommer F. Why do patients with erectile dysfunction abandon a sucessful therapy with sildenafil? Int J Impot Res (2005) 17: 2-4.

68. Klotz T, Sachse R, Heidrich A, Jockenhoevel F, Rohde G, Wensing G, Horstmann R, Engelmann U. Vardenafil increases penile rigidity and tumescence in erectile dysfunction patients. A RigiScan and pharmacokinetic study. World J Urol (2001) 19: 32-39.

69. Klotz T, Sommer F, Schwindl B. Harte Männer mit weichem Kern – Erektion und männliche Sexualität. Forum Männergesundheit - Ratgeber, Cuvillier-Verlag, Göttingen, 2004

70. Klotz T, Sommer F. Aging male und Prävention. Welche Untersuchungen als Screening? Ex Urol (2005) 7/8: 14-16.

71. Klotz T. Der frühe Tod des starken Geschlechts. Cuvillier-Verlag, Göttingen, 1998.

72. Klotz T. Müssen Männer wirklich früher sterben? – Kann Verhaltensänderung das Männerschicksal beeinflussen? MMW Fortschr Med (2003) 145: 34-36.

73. Köhn FM. Todesfälle durch Geschlechtsverkehr. In: Schill WB, Bretzel RG, Weidner W. (Hrsg.) Männermedizin in der allgemeinmedizinischen und internistischen Praxis. Urban&Fischer, München, Jena, 2004.

74. Kratzik CW, Schatzl G, Lunglmayr G, Rücklinger E, Huber J. The impact of age, body mass index and testosteron on erectile dysfunction. J Urol (2005) 174: 240-243.

75. Laumann EO, Paik A, Rosen RC. Sexual dysfunction in the United States: Prevalence and predictors. JAMA (1999) 281: 537-544.

76. Lehr U. Psychologie des Alterns. 8.Auflage, Quelle und Meyer, Wiesbaden, 1996.

77. Lendorf A, Junker L, Rosenkilde P. Frequency of erectile dysfunction in a Danish subpopulation. Nord Sexol (1994) 12: 118-124.

78. Lue TF. Erectile dysfunction. N Engl J Med (2000) 342: 1802-1813.

79. Manning M, Spahn M, Jünemann KP. Gefäßchirurgie, Implantationschirurgie und Vakuumerektionshilfe. Urologe A (1998) 37: 509-515.

80. Martinez Portillo FJ, Jünemann KP. Operative Therapie der erektilen Dysfunktion. Aktueller Stand. Urologe (2003) 42: 1337-1344.

81. Martin-Morales A, Sanchez-Cruz JJ. Prevalence and independent risk factors for erectile dysfunction in Spain: results of the Epidemiologia de la Disfuncion Erectil Masculina Study. J Urol (2001) 166: 569-575.

82. Masters W, Johnson V. Human sexual inadequacy. Boston, Little Brown, 1970.

83. McKinlay JB. The worldwide prevalence and epidemiology of erectile dysfunction. Int J Impot Res (2000) 12: 6-11.

84. Merfort F. Diabetes und Sexualität. Blickpunkt DER MANN (2004) 2: 18-23.

85. Montague DK, Jarow JP, Broderick GA, Dmochowski RR, Heaton JPW, Lue TF, Milbank AJ, Nehra A, Sharlip ID. The management of erectile dysfunction: an AUA update. J Urol (2005) 174: 230-239.

86. Montorsi F, Briganti A, Salonia A, Rigatti P, Burnett AL. Current and future strategies for preventing and managing erectile dysfunction following radical prostatectomy. Eur Urol (2004) 45: 123-133.

87. Montorsi F, Corbin JD, Philips S. Rewiew of phosphodiesterases in the urogenital system: New directions for therapeutic intervention. J Sex Med (2004) 1: 322-336.

88. Montorsi F, Padma-Nathan H, Buvat J, Schwaibold H, Beneke M, Ulbrich E, Bandel TJ, Porst H. Earliest time to onset of action leading to successful intercourse with vardenafil determined in an at-home setting: a randomized double-blind, placebo-controlled trial. J Sex Med (2004) 1: 168-178.

89. Morales A. Androgen replacement therapy and prostate safety. Ur Urol (2002) 41: 113-120.

90. Mulhall J, Spencer L, Parker M, Waters WB, Flanigan RC. The use of an erectogenic pharmacotherapy regimen

following radical prostatectomy improves recovery of spontaneous erectile function. J Sex Med (2005) 2: 532-542.

91. Muller JE, Mittleman MA, Maclure M, Sherwood JB, Tofler GH. Triggering myocardial infarction by sexual activity. JAMA (1996) 275: 1405-1409.

92. Nieschlag E, Behre HM (Hrsg.) Andrologie – Grundlagen und Klinik der reproduktiven Gesundheit des Mannes. 2.Auflage, Springer, Berlin, 2000.

93. NIH Consensus Conference. Impotence. NIH consensus development panel of impotence. JAMA (1993) 270: 83-90.

94. Noldus J, Huland H. Erektile Dysfunktion und Hypogonadismus. Urologe A (1994) 33: 73-75.

95. Noldus J, Michl U, Graefen M, Haese A, Hammerer P, Huland H. Patient reported sexual function after nerve-sparing radical retropubic prostatectomy. Eur Urol (2002) 42(2): 118-124.

96. Ohebshalom M, Parker M, Guhring P, Mulhall JP. The efficacy of sildenafil citrate following radiation therapy for prostate cancer: temporal considerations. J Urol (2005) 174: 258-262.

97. Padma-Nathan E, McCullough AR, Guiliano F, Toler SM, Wohlhuter C, Shpinlsky AB. Posteroperativ nightly administration of sildenafil citrate significantly improves the return of normal spontaneous erectile function after bilateral nerve-sparing radical prostatectomy. J Urol (2003) 4 (suppl): 375.

98. Padma-Nathan H, Auerbach S, Lewis R et al. Efficacy and safety of Apomorphine SL vs. Placebo for male erectile dysfunction. J Urol (1999) Suppl4, 214.

99. Paick JS, Lee SW. The neural mechanism of apomorphine-induced erection: an experimental study by comparison with electrostimulation-induced erection in the rat model. J Urol (1994) 152: 2125-2128.

100. Petzoldt D, Gross G (Hrsg.). Diagnostik und Therapie sexuell übertragbarer Krankheiten. Leitlinien 2001 der Deutschen STD-Gesellschaft, Springer, Heidelberg, 2001.

101. Porst H, Young JM, Schmidt AC, Buvat J. Efficacy and tolerability of vardenafil for treatment of erectile dysfunction in patient subgroups. Urology (2003) 62: 519-523.

102. Porst H. ICI 351 (Tadalafil-Cialis®): unpdate on clinical experience. Int J Impot Res (2002) 14 (Suppl 1) : 57-64.

103. Porst H. Manual der Impotenz. Uni-med Verlag, Bremen, 2000.

104. Porst H. Review article. The rationale for prostaglandin E1 in erectile failure: A survey of world-wide experience,. J Urol (1996) 155: 802-815.

105. Rao DS, Donatucci CF. Vasculogenic impotence: arterial and venous surgery. Urol Clin North Am (2001) 28: 309-321.

106. Rendell MS, Rajfer J, Wicker PA, Smith MD. Sildenafil for treatment of erectile dysfunction in men with diabetes – a randomized controlled trial. JAMA (1999) 281: 421-426.

107. Rendell MS, Rajfer J, Wicker PA, Smith MD. Sildenafil improved erections and increased successful sexual intercourse in diabetic men with erectile dysfunction. Evidence-Based Med (1999) 4: 111.

108. Rosen RC et al. Determining the earliest time within 30 minutes to erectogenic effect after tadalafil 10 and 20 mg: A multicenter randomized, double-blind, placebo-controlled, at-home study. J Sex Med (2004) 1: 193-200.

109. Rosen RC, Riley A, Wagner G, Osterloh ICH, Kirkpatrick J, Mishra A. The international index of erectile function (IIEF): A multidimensional scale for assessment of erectile dysfunction. Urology (1997) 49: 822-830

110. Rosenkranz S, Erdmann E. Wechselwirkungen zwischen Sildenafil und Antihypertensiva – Was ist gesichert? DMW (2001) 126: 1144-1149.

111. Sadovsky R, Miller T, Moskowitz M, Hackett G. Three-year update of sildenafil citrate (Viagra®) efficacy and safety. Int J Clin Pract (2001) 55: 115-128.

112. Saenz de Tejada I, Emmick J, Anglin G, Fredlund P, Pullman W. The effect of on demand Tadalafil (IC351) treatment of erectile dsyfunction in men with diabetes. Eur Urol (2001) 39(S5): 16.

113. Schäfer GA, Englert HS, Ahlers CJ, Roll S, Willich SN, Beier KM. Erektionsstörung und Lebensqualität – Erste Ergebnisse der Berliner Männer-Studie. Sexuologie (2003) 10: 50-60.

114. Schill WB, Bretzel RG, Weidner W. (Hrsg.) Männermedizin in der allgemeinmedizinischen und internistischen Praxis. Urban&Fischer, München, Jena, 2004.

115. Schulman C, Lunenfeld B. The ageing male. World J Urol (2002) 20: 4-10.

116. Schultheiss D, Stief CG. Medikamentöse Therapie der erektilen Dysfunktion – derzeitiger Stand. Urologe (2003) A42: 1322-1329.

117. Schwartz EJ, Wong P, Graydon RJ. Sildenafil preserves intracorporal smooth muscle after radical retropubic prostatectomy. J Urol (2004) 171: 771-774.

118. Schwarzer U, Sommer F, Klotz T, Cremer C, Engelmann U. Cycling and penile Oxygen pressure: the type of saddle matters. Eur Urol (2002) 41: 139-143.

119. Scott FB, Bradley WE, Timm GW. Management of erectile impotence. Use of implantable inflatable prothesis. Urology (1973) 2: 80-82.

120. Seftel AD. Erectile dysfunction in the elderly: epidemiology, etiology and approaches to the treatment. J Urol (2003) 169: 1999-2007.

121. Shah EF, Huddy SP. A prospective study of genitourinary dysfunction after surgery for colorectal cancer. Colorectal Dis (2001) 3: 122-125.

122. Solomon H, Man J, Wierzbicki AS, O`Brien T, Jackson G. Erectile dysfunction: Cardiovascular risk and the role of the cardiologist. Int J Clin Pract (2003) 57: 96-99.

123. Sommer F, Ehsan A, Majd P, Klotz T, Engelmann U: A conservative treatment option of couring venous leakage in impotent men. BJU Int Suppl., 2001; 88: 7(p11)

124. Sommer F, Engelmann U. What are the long term effects on erectile function of taking sildenafil on a daily basis? J Urol (2004) 171 (abstract suppl): 903.

125. Sommer F, Klotz T, Braun M, Engelmann U. Heilung der vaskulären Erektilen Dysfunktion durch tägliche Einnahme von Sildenafil (Viagra®) über ein Jahr. DMW (2006) in press.

126. Sommer F, Klotz T, Mathers MJ. Are PDE5-inhibitors a men`s health pill? J Urol (2005) 173 (abstract suppl): 1248.

127. Sommer F, Klotz T, Steinritz D, Schmidt A, Addicks K, Engelmann U, Bloch W. MAP kinase ½ (Erk ½) and serin/threonine specific protein kinase Akt/PKB expression and activity in the human corpus cavernosum. Int J Impot Res (2002) 14(4): 217-225.

128. Sommer F, König D, Bertram C, Klotz T, Graf C, Engelmann U. Penile Perfusion und Fahrradsport. Dtsch Z Sportmed (2001) 11:306-310.

129. Sommer F. Das gezielte Beckenbodenprogramm für den Mann. Symposiumsband: "Sports meets medicine – Urologie und Sport", Cuvillier-Verlag, Göttingen, 2001.

130. Sommer F. Freie Radikale und sexuelle Dysfunktion. Blickpunkt DER MANN (2004) 2: 31-35.

131. Sommer F. Nichtinvasive und nichtmedikamentöse Therapieoptionen. In: Braun M, Klotz T, Engelmann U (Hrsg.) Männliche Sexualität und Alter. Thieme-Verlag, Stuttgart, New York, 2004.

132. Sommer F. Therapie der erektilen Dysfunktion mit PDE5-Inhibitoren – "Wer macht das Rennen?" Blickpunkt DER MANN (2004) 2: 39-41.

133. Sommer F: VigorRobic©-Potenter durch gezieltes Fitnesstraining, Meyer & Meyer Verlag, Aachen 2000.

134. Speel TG, van Langen H, Meuleman EJ. The risk of coronary heart disease in men with erektile dysfunction. Eur Urol (2003) 44: 366-370.

135. Sperling H, Hartmann, U, Weidner W, Stief CG. Erektile Dysfunktion – Pathophysiologie, Diagnostik und Therapie. Deutsches Ärzteblatt (2005) 102: A1664-1669.

136. Sperling H, Rübben H. Erektile Dysfunktion (ED) – Impotenz. In: Jacobi GH (Hrsg.) Praxis der Männergesundheit. Thieme, Stuttgart, New York, 2003.

137. Sperling H, Schreiter F. Indikation zur Schwellkörperprothetik bei erektiler Dysfunktion. Urologe (2001) B 41: 125-127.

138. Statistisches Bundesamt. Statistisches Jahrbuch 2001 für die Bundesrepublik Deutschland. Metzler/Poeschel, Stuttgart, 2001.

139. Stauffer D, Klotz T. The sex-specific life expectancy and the influence of testosterone in a mathematical aging simulation model and its consequences for prevention. The Aging Male (2001) 4: 95-100.

140. Stein RA. Cardiovascular response to sexual activity. Am J Cardiol (2000) 86 (suppl): 27F-29F.

141. Stief CG, Jünemann KP. Leitlinie zur Diagnostik und Therapie von Libido- und Erektionsstörungen. Urologe A (2001) 40: 331-339.

142. Stief CG, Ückert S, Becker AJ, Harringer W, Truss MC, Forssmann WG, Jonas U. Effects of sildenafil on cAMP and cGMP levels in isolated human cavernous and cardiac tissue. Urology (2000) 55: 146-150.

143. Ückert S, Küthe A, Stief CG, Jonas U. Phosphodiesterase isoenzymes as pharmacological targets in the treatment of male erectile dysfunction. World J Urol (2001) 19: 14-22.

144. Van der Horst C, Martinez-Portillo FJ, Jünemann KP. Pathophysiologie und Rehabilitation der erektilen Dysfunktion nach nerverhaltender radikaler Prostatektomie. Der Urologe (2005) 6: 667-673.

145. Vermeulen A, Kaufman JM. Aging of the hypothalamic – pituitary – testicular axis in men. Horm Res (1995) 13: 25-28.

146. Vermeulen A. Androgen replacement therapy in the aging male – a critical evaluation. J Clin Endocrinol Metab (2001) 86: 2380-2390.

147. Vignozzi L, Corona G, Petrone L, Filippi S, Morelli AM, Forti G, Maggi M. Testosteron and sexual activity. J Endocrinol Invest (2005) 28(3 suppl): 39-44.

148. Virag R. Intracavernous injection of papaverine for erectile failure. Lancet (1982) 2: 938.

149. Vobig MA, Klotz T, Staak M, Barzt-Schmidt KU, Engelmann U, Walter P: Retinal side effects of Sildenafil (Viagra®). Lancet (1999) 353: 375.

150. Vogt HJ, Brandl P, Kockott G. Double-blind, placebo-controlled safety and efficacy trial with yohimbine hydrochloride in the treatment of non-organic erectile dysfunction. Int J Impotence Res (1997) 9: 155-161.

151. Waldkirch E, Schultheiss D, Ückert S, Stolzenburg JU, Truss MC, Stief CG. Therapie der erektilen Dysfunktion. In: Truss MC, Stief CG, Machtens S, Wagner T, Jo-

nas U (Hrsg.).Pharmakotherapie in der Urologie. 2.Auflage, Springer, Heidelberg, 2005.

152. Walsh PC, Retik AB, Vaughan ED, Wein AJ. Campell's Urology. Seventh Edition, Saunders Company, Philadelphia, London, Toronto, 1998.

153. Weidner W. Erektile Dysfunktion – ein Dauerbrenner. Was ist wirklich neu an Diagnostik und Therapie? Urologe (2003) A42: 1315-1316.

154. Weiske WH. Diagnostik der erektilen Dysfunktion – Was ist heute noch notwendig? Urologe A (2003) 42: 1317-1321.

155. Wespes E, Amar E, Hatzichristou D, Montorsi F, Pyor J, Vardi Y. Guidelines on erectile dysfunction. Eur Urol (2002) 41: 1-5.

156. Wespes E. Erectile dysfunction in the ageing man. Curr Opin Urol (2000) 10: 625-628.

157. Wu FCW, von Eckardstein A: Androgens and coronary artery disease. Endoc Rev (2002) 24: 183-187.

158. Wysowski DK, Farinas E, Swartz L. Comparison of reported and expected deaths in sildenafil (Viagra®). Am J Cardiol (2002) 89: 1331-1334.

159. Zaudig M. Mild cognitive impairment in the elderly. Curr Opin Psychiatry (2002) 15: 387-393.

160. Zumbè J, Grozinger K, von Pokrzywnitzki W. Selektionskriterien zur penilen Revaskularisation bei arteriell bedingter erektiler Dysfunktion. Akt Urol (1995) 26: 114-118.

Index

K

L

M

N

O

P

R

S

T

U

V

Y

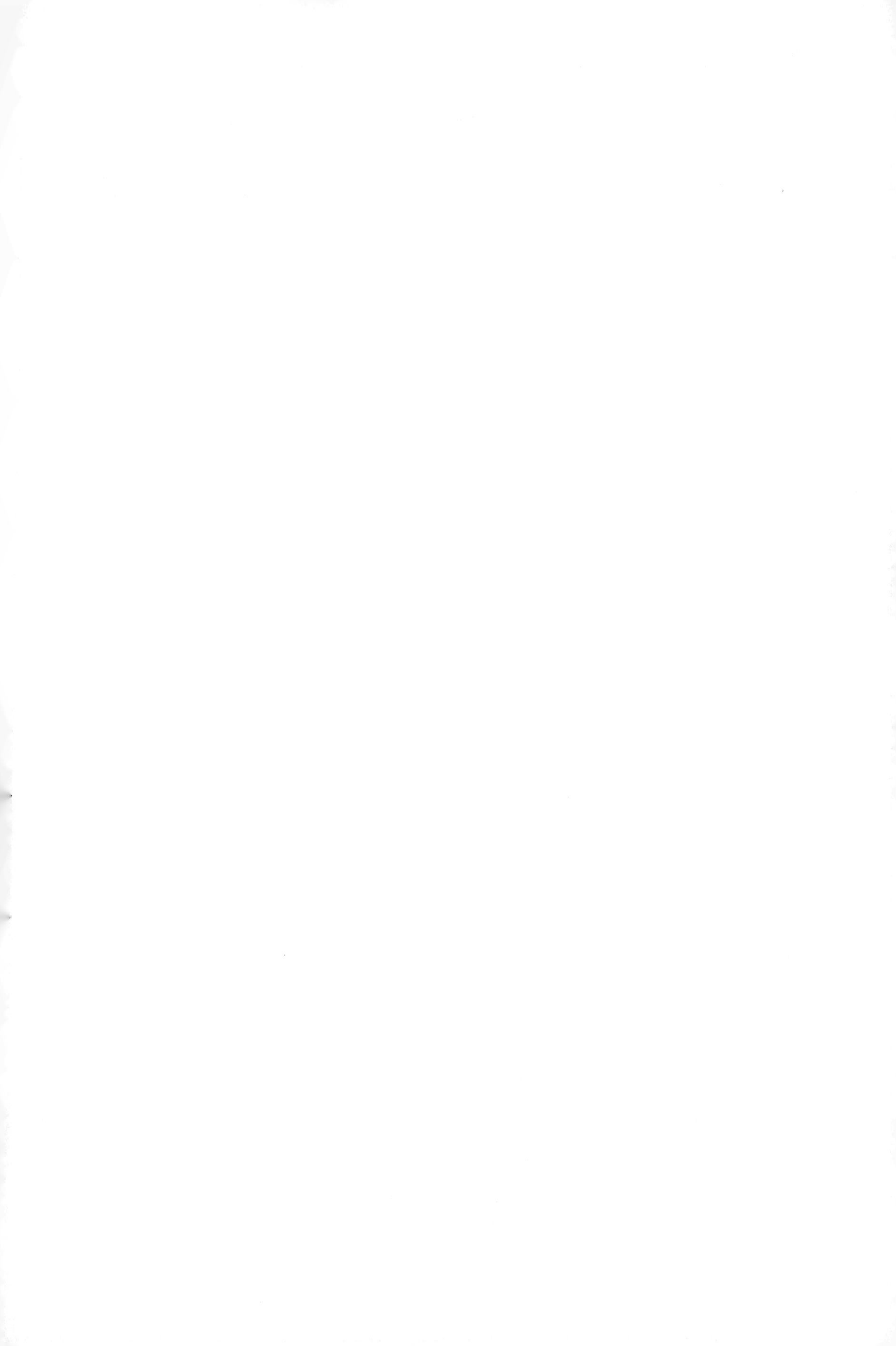

Alle Details zu unseren Büchern aktuell unter www.uni-med.de

Diagnostik • Therapie • Forschung

UNI-MED *SCIENCE* -

Topaktuelle Spezialthemen!

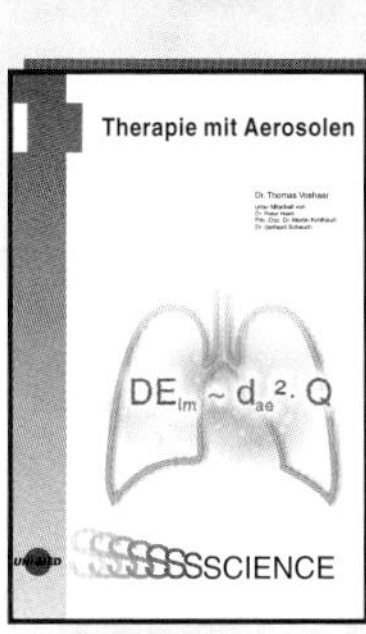

1. Auflage 2005, 128 Seiten, ISBN 3-89599-757-9

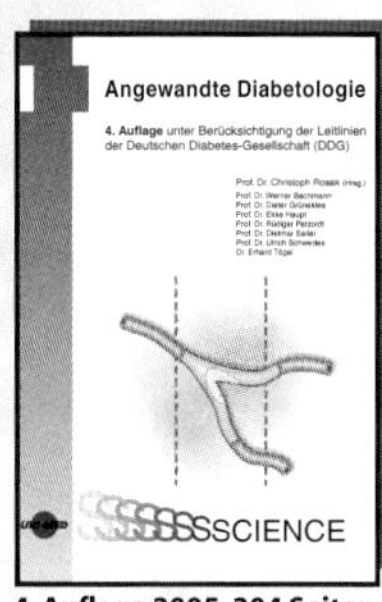

4. Auflage 2005, 304 Seiten, ISBN 3-89599-858-3

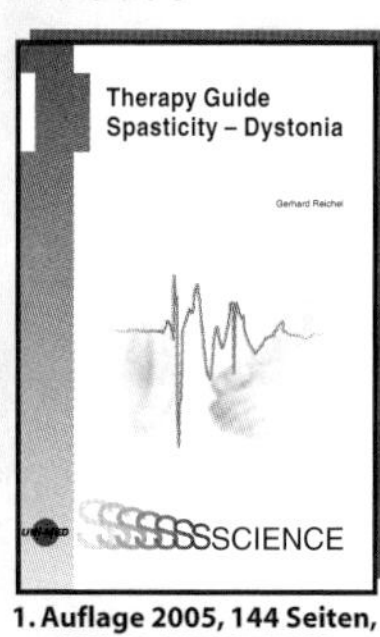

1. Auflage 2005, 144 Seiten, ISBN 3-89599-779-X

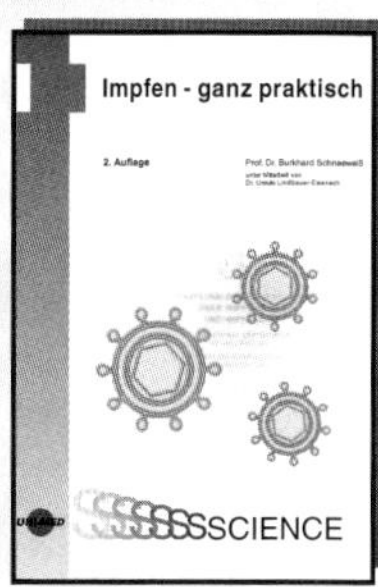

2. Auflage 2005, 112 Seiten, ISBN 3-89599-871-0

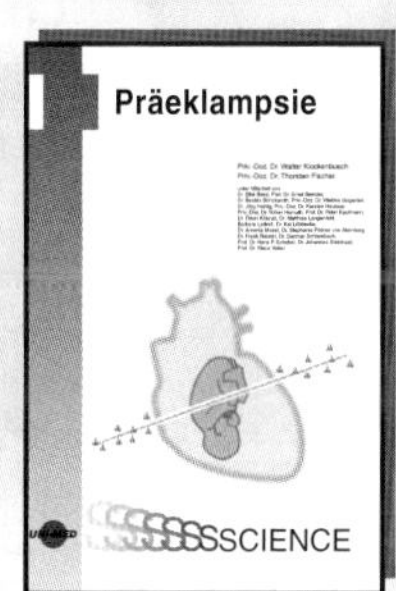

1. Auflage 2005, 124 Seiten, ISBN 3-89599-818-4

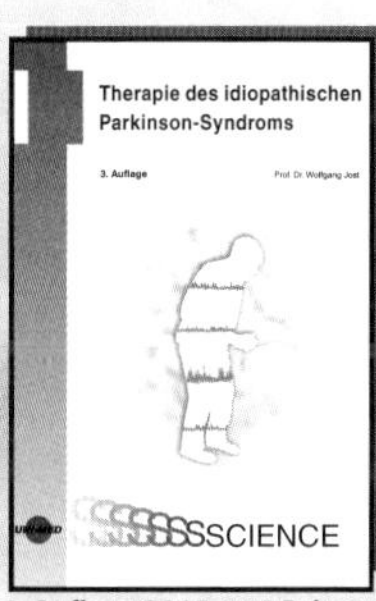

3. Auflage 2005, 144 Seiten, ISBN 3-89599-861-3

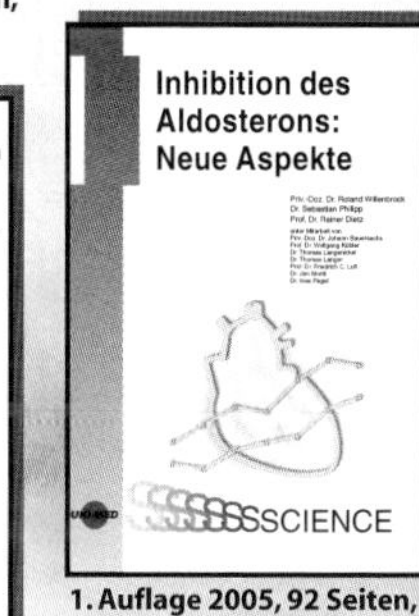

1. Auflage 2005, 92 Seiten, ISBN 3-89599-726-9

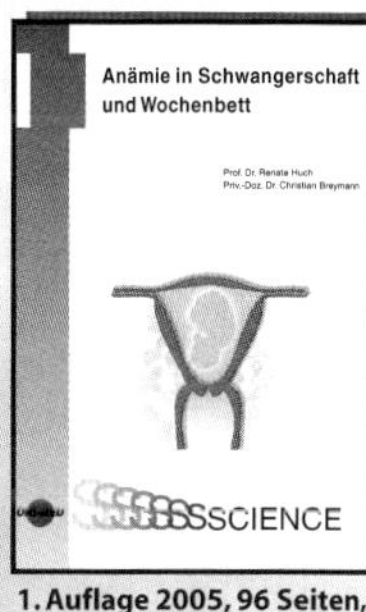

1. Auflage 2005, 96 Seiten, ISBN 3-89599-772-2

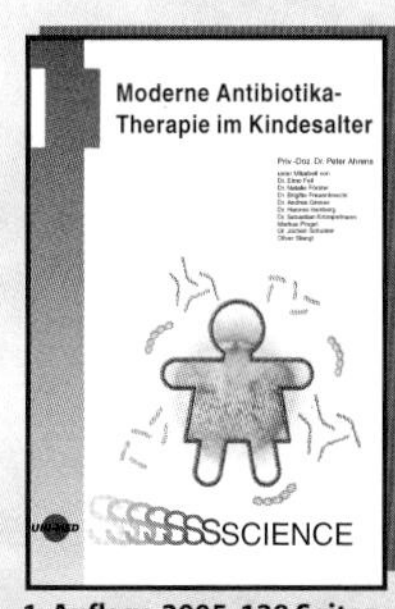

1. Auflage 2005, 128 Seiten, ISBN 3-89599-747-1

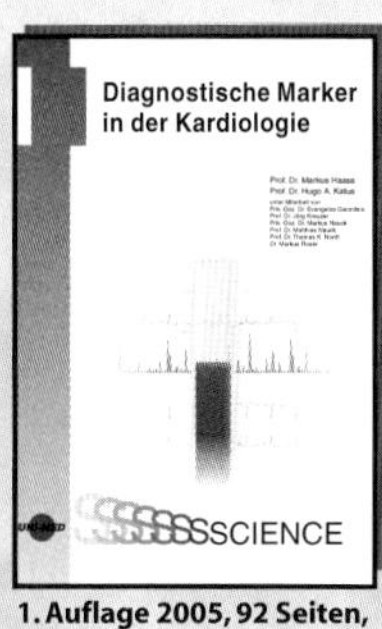

1. Auflage 2005, 92 Seiten, ISBN 3-89599-867-2

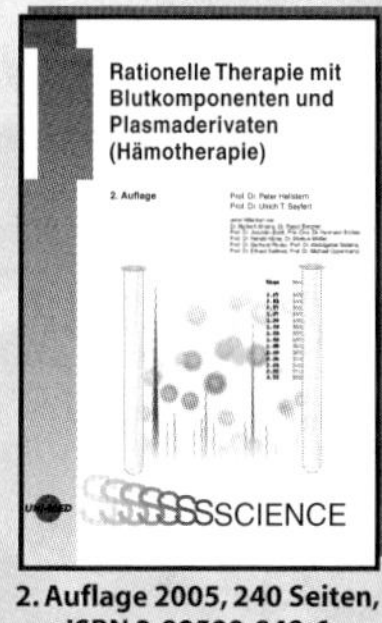

2. Auflage 2005, 240 Seiten, ISBN 3-89599-848-6

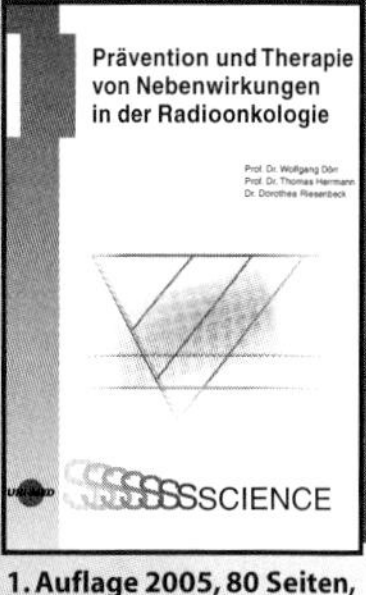

1. Auflage 2005, 80 Seiten, ISBN 3-89599-791-9

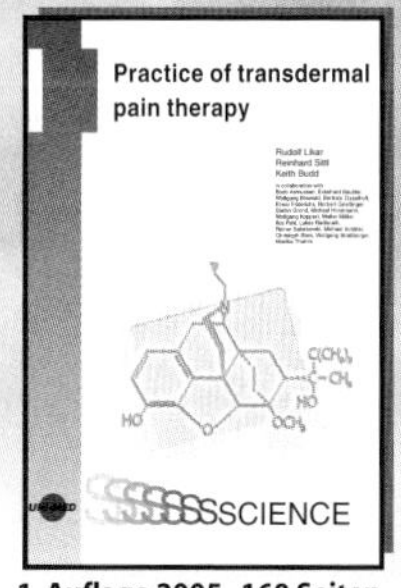

1. Auflage 2005, 160 Seiten, ISBN 3-89599-855-9

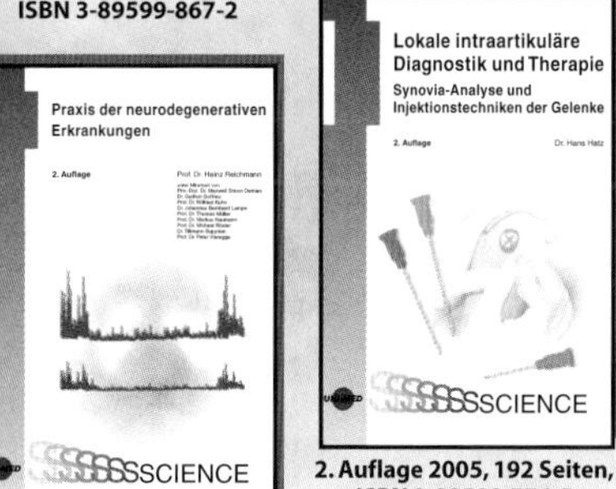

2. Auflage 2005, 128 Seiten, ISBN 3-89599-758-7

2. Auflage 2005, 192 Seiten, ISBN 3-89599-776-5

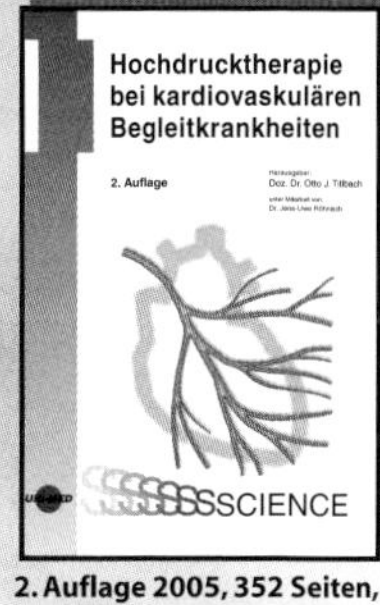

2. Auflage 2005, 352 Seiten, ISBN 3-89599-809-5

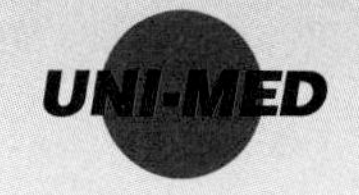

...und ständig aktuelle Neuerscheinungen!

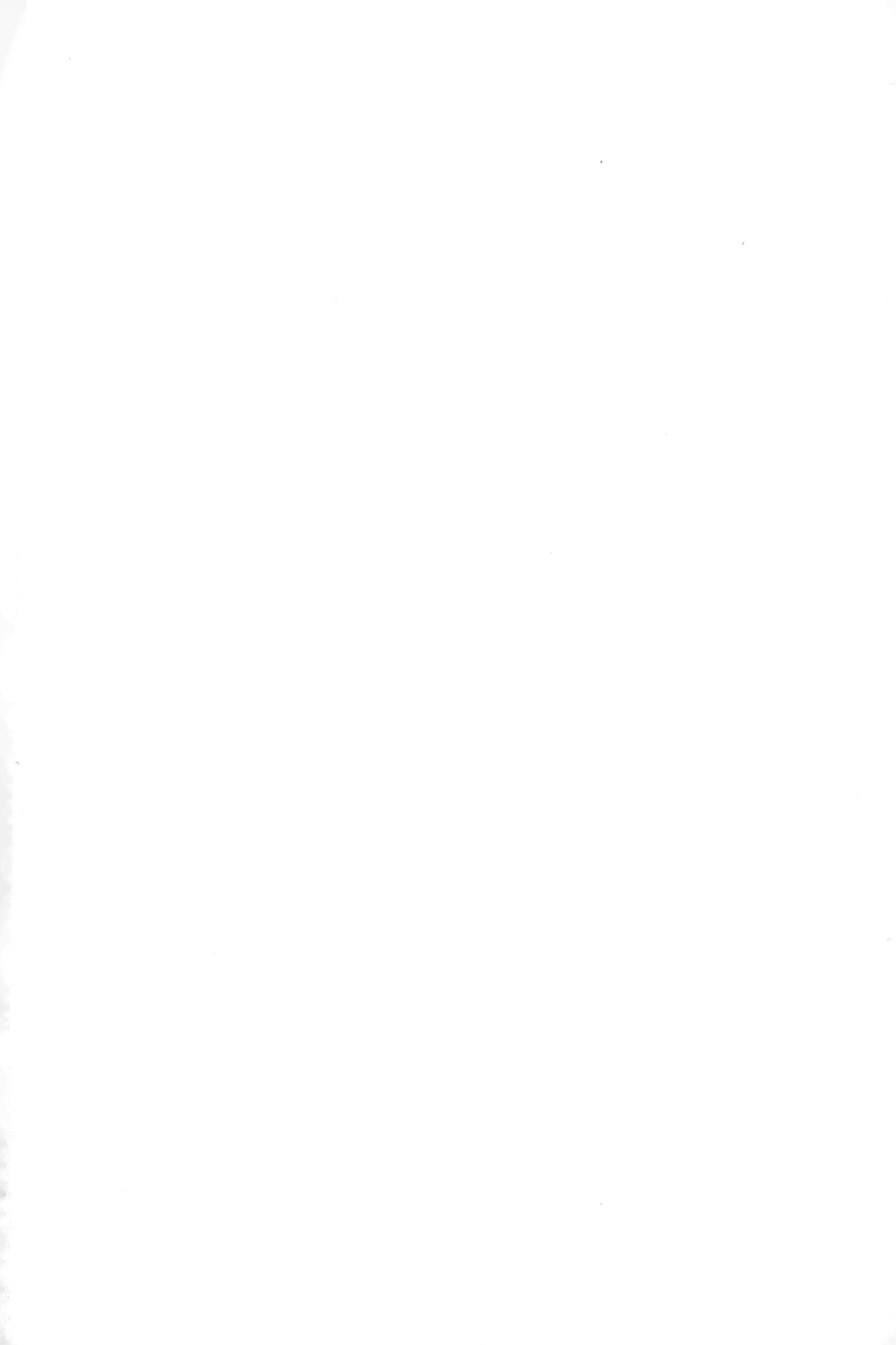